NOUVEAU TRAITÉ DE LA MEMOIRE,

OU L'ON EXPLIQUE d'une maniere nette & mécanique ſes effets les plus ſurprenans.

Par M. DE BILLY, *Avocat au Parlement.*

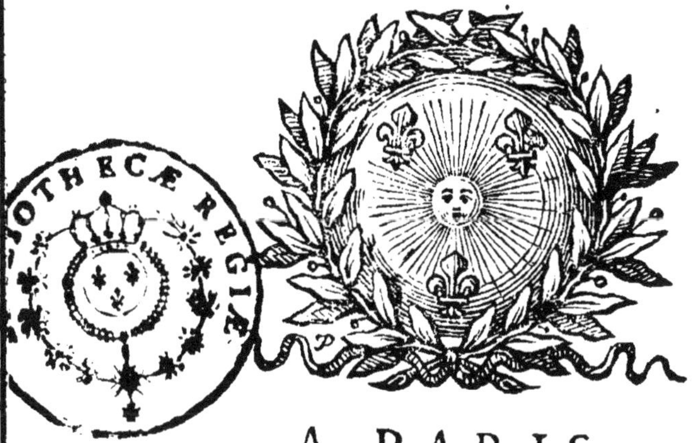

A PARIS,

Chez { La Veuve de JEAN BOUDOT, Imprimeur du Roy & de l'Academie Royale des Sciences : ET JEAN BOUDOT Fils, Imprimeur du Roy & de l'Academie Royale des Sciences, ruë S. Jacques, au Soleil d'or.

M. DCC. VIII.

AVEC PRIVILEGE DU ROY.

A

SON ALTESSE SERENISSIME

MONSEIGNEUR LE PRINCE

ARMAND GASTON DE ROHAN,

EVEQUE ET PRINCE de Strasbourg.

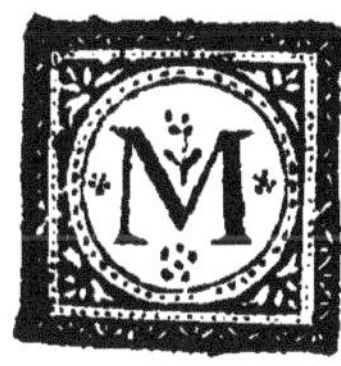ONSEIGNEUR,

L'honneur que j'ay d'être

chargé de l'éducation de Monseigneur le Prince de Soubise, votre Neveu, me fait esperer que Votre Altesse voudra bien accorder à ce petit Traité la protection dont elle honore son Auteur. Le titre qu'il porte merite seul qu'Elle le regarde favorablement; puisqu'il luy promet une explication mécanique des ressorts secrets, à qui elle doit toutes les merveilles dont Elle a orné son esprit. En effet, quel Protecteur devois-je plûtôt choisir pour un Traité de la Memoire, qu'un Prince, qui doit à l'excellence de la sienne une partie de ces grands avantages, qui le font aujourd'huy la plus chere esperance de notre Eglise, & l'honneur de nos Academies? Quel nom luy pouvoit gagner plus aisément la faveur du Public, que celuy d'un Prelat, dont la douceur & la modestie font les delices de toute la France, comme sa Noblesse & son Merite personnel en font l'admiration! Mais d'un autre côté, quel Juge devois-je plus apprehender, qu'un genie superieur, à la penetration duquel rien n'échappe, & que les Philosophes & les Theologiens proposent encore dans leurs Ecoles comme un modéle, que tout le monde *imite, & dont personne n'approche? Ainsi,* MONSEIGNEUR, *si quelque chose m'a fait balancer à mettre votre illustre Nom à la tête de ce Livre, ce n'est pas que Votre Altesse ne rassemble en Elle tous les avantages qui ont coûtume de déterminer le choix d'un Auteur : mais je crains avec raison qu'on ne trouve étrange, que j'aye osé parer d'un si grand Nom un si petit Ouvrage, & par là solliciter pour luy une place dans une des mieux choisies & des plus nombreuses Bibliotheques de Paris. Il est vray, que je n'aurois jamais pris tant de liberté, si Votre Altesse ne me l'avoit Elle-même accordée, & si le docte Abbé de Boissy votre Bibliothecaire, ne m'avoit assuré plusieurs fois que le Livre pouvoit paroître sous votre protection, sans diminuer l'autorité qu'elle doit avoir sur les esprits en de semblables occasions. J'avouë aussi, que j'ay eû beaucoup plus de peine à en hazarder l'impression, qu'à prendre mon party sur la Dedicace. Devoüé, comme je le suis, à votre illustre Maison, on ne sçauroit trouver mauvais que je saisisse une occasion de vous as-*

surer publiquement du profond respect, & de l'attachement inviolable avec lequel je seray toute ma vie,

DE VOTRE ALTESSE SERENISSIME,

MONSEIGNEUR,

Le tres-humble & tres-obéïssant serviteur, J. B. M. DE BILLY.

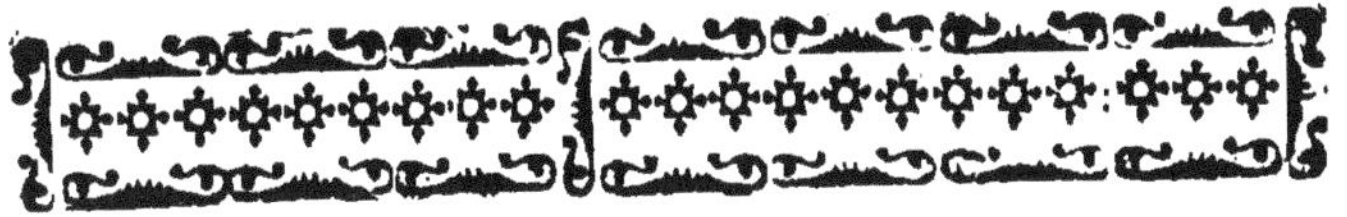

PREFACE.

COMME la Memoire eſt un de ces ſujets, où les ſens n'ont plus de priſe ; je conviens que ce Traité n'eſt pas écrit pour ceux qui n'ont jamais lû que des Hiſtoires vrayes ou fabuleuſes ; ni même pour les Philoſophes, qui n'ont encore pu ſe rendre à la netteté des demonſtrations dont ſe ſert la nouvelle Philoſophie : mais il eſt pour ceux, qui, pleins des nouveaux principes, ne trouvent point de raiſonnemens plus forts, que ceux qui ſont entierement degagés du materiel & du groſſier, & qui s'élevant au deſſus des ſens, ne frapent que l'entendement ſeul.

En effet, la plûpart des raiſonnemens qu'on trouvera dans ce Traité, porte ce caractere ; & je ne douterois pas, qu'il ne fust bien reçu, si ce n'est qu'on est toûjours en garde contre la nouveauté. Mais afin de n'éfrayer personne, & de faire voir que ce ne sont ici que les principes de la nouvelle Philosophie poussés un peu plus loin ; & afin d'amener le Lecteur sans l'étonner, à l'explication mécanique que je lui promets, de la Memoire; je reprendrai les choses de plus loin ; & aprés avoir donné une idée de ce qu'on doit appeller Explication mécanique, & fait voir par quelques exemples, que ce titre convient à celles que *Monsieur Descartes* nous a données sur tant de matieres ; j'examinerai ensuite la liaison qui se trouve entre toutes les parties du monde, où remarquant que les bêtes ne sont que de pures machines, dont les mouvemens dépendent des divers ressorts, qui composent l'Univers; je dirai les raisons qui m'ont engagé à examiner soigneusement, qui sont les ressorts par lesquels elles se meuvent, & quelle route j'ai suivie pour arriver aux découvertes que j'ai cru faire sur la Mécanique, d'où dépend la Memoire.

Depuis que Monsieur Descartes s'est servi si heureusement de la Mécanique, pour expliquer les mysteres de la nature; on ne voit plus paroître d'Ouvrages Philosophiques, où l'Auteur ne se vante d'avoir tout expliqué mécaniquement. Si l'on ne trouve pas toûjours, que l'Ouvrage réponde à la promesse de l'Auteur, c'est peut-être que ses Lecteurs ou lui, n'ont pas une idée juste de ce qu'on doit appeller Explication mécanique.

La Mécanique ne conſiſte pas ſeulement à donner des regles pour la compoſition de toutes ces eſpeces de machines, d'où l'homme tire tant d'utilité ; ſon objet eſt beaucoup plus étendu. Tout ce que l'homme peut faire par le ſecours de la Mécanique, c'eſt d'employer les roües, & les leviers, ou d'autres inſtrumens pour augmenter ou diminuer les forces naturelles, ou pour ralentir ou multiplier la viteſſe des mouvemens. Il y a une autre Mécanique qui fournit à l'Art les matieres ſur leſquelles il travaille, & ſans laquelle celle-cy ne peut rien ; c'eſt celle qui produit tous les effets naturels, & qui conſiſte dans la liaiſon merveilleuſe de tous les reſſorts, qui entrent dans la compoſition de l'Univers. Ainſi l'Horlogeur, qui fait une montre, emprunte de cette premiere

Mécanique le ressort, qui donne le mouvement à son ouvrage; & celui qui explique le mouvement de l'aiguille d'une montre par la liaison qu'elle a avec les rouës & les rouës avec le ressort, ne donne pas une explication plus Mécanique, que celui qui explique la force que le ressort a lui-même pour se redresser, par l'effort que fait une matiere insensible, pour s'ouvrir au travers de ce ressort des passages aussi libres d'un côté que de l'autre, qu'elle n'y trouve, que quand le ressort est revenu dans sont état naturel.

On peut donc établir en general, qu'une explication mécanique est une explication nette, où l'on voit une liaison necessaire de la cause avec son effet; soit que les ressorts, dont la Mécanique se sert pour produire ses effets, soient sensibles & grossiers, comme dans les ouvrages de l'Art, ſoit qu'ils ſoient plus délicats & imperceptibles, comme dans les ouvrages de la nature. Ainſi quand Mr. Deſcartes propoſa d'abord ſes Elemens, on ne s'en ſeroit pas moqué comme l'on fit, ſi l'on eût fait attention, que la matiere ne pouvoit être diviſée & remuée, comme elle eſt, pour compoſer un liquide immenſe, que la naiſſance de ces Elemens n'en fût une ſuite neceſſaire. En effet quel moyen qu'une infinité de parties ſe puiſſent mouvoir entre-elles par des mouvemens particuliers, ſans que la plûpart s'arondiſſent par un froiſſement continuel, & produiſent ainſi en s'arondiſſant d'autres parties infiniment petites & mobiles, qui puiſſent remplir les intervalles des rondes; & qui changeant à tous momens de forme & de figure, ſelon les détroits où elles ſe trouvent engagées, reparent ſans ceſſe le déperiſſement, qui ſe fait de celles qui doivent avoir une figure reglée, telles que ſont toutes les premieres parties, qui compoſent l'air, l'eau, la terre, le ſel, l'huile & tous les métaux & mineraux, aprés la reſolution deſquels elles peuvent reprendre leur premiere forme. Le mouvement ſeul dans la matiere ne doit-il pas neceſſairement produire tous ces effets, & par des Loix ſimples & conſtantes entretenir dans le monde ces merveilleuſes métamorphoſes, où la puiſſance de ſon Auteur ſe voit ſi clairement?

De même quand on voit l'eau, ou le vif-argent, demeurer ſuſpendu à une certaine hauteur dans les tubes de Toricelli, & que pour expliquer cette merveille, on dit que c'eſt une ſuite neceſſaire de la peſanteur de l'air, qui s'appuyant de tout ſon poids ſur la ſurface du liquide où ces tuyaux ont la bouche renverſée, empêche cette ſurface de monter plus haut, pour faire place ſous elle à la liqueur ſuſpenduë, qui n'a pas la force de vaincre cette réſiſtance; n'eſt-ce pas là ce qu'on doit appeller une explication mécanique, je veux dire, une de ces explications nettes où l'on ne ſçauroit avoir une idée juſte de la cauſe, ſans en conclure l'effet avec autant de certitude, que ſi l'experience l'avoit confirmé.

Ainſi; d'abord qu'on ſuppoſe toute la matiere diviſée & muë par tourbillons, cette ſeule ſuppoſition ne mene-t-elle pas neceſſairement à la connoiſſance des étoiles, des planetes & des eſpaces immenſes, qui ſéparent ces grands corps les uns des autres; en en effet, qu'on ſe repreſente un vaſte liquide, composé des deux ſortes de parties, que nous avons dit cy-deſſus devoir naître de la diviſion & du mouvement de la matiere; qu'on s'imagine enſuite que ce liquide eſt remué en rond autour d'un centre avec beaucoup de rapidité; tout ce qu'il y aura de parties dans ce liquide ne feront-elles pas effort par leur mouvement, pour s'éloigner du centre le plus qu'il ſera poſſible? mais les rondes comme les plus ſolides aïant plus de force que les autres, ne gagneront-elles pas toûjours le deſſus autant qu'il ſe pourra? Ainſi, pour peu qu'il n'y en ait pas aſſez pour remplir tout le liquide, en ſe touchant toutes exactement par quelques endroits; elles laiſſeront un eſpace au centre où il n'y aura plus de ces globules, & qui ſe remplira des parties plus ſubtiles, que les autres auront déplacées & renvoyées vers le centre, à meſure qu'elles s'en ſeront éloignées. Ces parties ainſi raſſemblées au centre des tourbillons, y compoſent le plus ſimple & le plus liquide de tous les corps, puiſque ſon eſſence ne conſiſte que dans une petiteſſe & dans une mobilité infinie de toutes ſes parties : tel eſt le Soleil, qui par un mouvement merveilleux des parties qui le compoſent, repand par des eſpaces immenſes tant de chaleur & de lumiere.

La peſanteur des corps n'eſt-elle pas encore une ſuite neceſſaire de cette ſuppoſition ? Puiſque les parties les plus ſolides d'un tourbillon ne ſçauroient ſe porter avec quelque force, à s'éloigner du centre ſans repouſſer les autres vers ce même centre avec toute la force qu'elles ont plus que celles-ci pour s'en éloigner, &c.

Mais ce qu'il y a de plus admirable dans cette Mécanique : c'eſt que, comme dans une montre, c'eſt le reſſort qui eſt la premiere cauſe de tous ſes effets, & qu'il faut toûjours remonter juſqu'à lui pour les comprendre; il en eſt de même de la nature, où l'on trouve que ce liquide ſi ſimple qui compoſe le Soleil & les Etoiles, qui remplit les intervalles des globules & s'étend ainſi ſans interruption par tout l'Univers; on trouve, dis-je, que cet élement, ou ſeul, ou joint aux globules, eſt la premiere cauſe de tout ce qui ſe fait dans le monde de plus ſurprenant; & qu'il faut toûjours remonter juſqu'à luy, ſi on veut en avoir une idée juſte.

Car comment les plantes croiſſent-elles; ſi ce n'eſt que le ſuc, que la terre renferme, mis en mouvement par la chaleur du Soleil, enfile les petits conduits dont leurs racines ſont percées, pour ſe répandre de-là par tout leur corps, où ſes parties ont un ſort different, les unes s'envolant en l'air, par une tranſpiration continuelle; pendant que les autres ſont employées à remplir quelque petit eſpace, où leur figure les a embaraſſées: & comme autant de petits coins qui agiſſent à la fois ſur une infinité d'endroits de cet arbre, en s'inſinuant entre ſes parties, elles en dilatent peu à peu tout le corps, & le font croître comme nous voyons. Mais ces parties, qui ſervent à l'acroiſſement de l'arbre, pourroient-elles circuler dans ſon corps, ſi elles ne nageoient dans ce premier liquide, qui eſt comme l'eſprit de l'univers, qui les y porte & qui les engage dans les endroits où elles ſont obligées de demeurer.

Ne ſçait-on pas auſſi, que tous les animaux, dans le ſein de leur mere, ne reçoivent de nourriture que par les vaiſſeaux ombilicaux, qui forment ce qu'on appelle le cordon ; & qui faiſant en eux l'office des racines dans les plantes, reçoivent le ſang de la mere, & le diſtribuent enſuite dans toutes les parties du petit animal, où il produit le même effet que le ſuc de la terre produit dans un arbre, qui eſt de déveloper peu à peu les parties dont le germe eſt tiſſu : mais ce ſang eſt encore un liquide, dont les parties n'ont de mouvement, que ce qu'elles en empruntent de l'eſprit de l'univers, dans lequel elles nagent, comme font les petites parties de ſel dans de l'eau ſalée.

D'un autre côté, d'où vient la grande facilité que nous avons à nous mouvoir à droit & à gauche, & en tous les ſens qu'il nous plaît ; ſi ce n'eſt que l'air, qui nous preſſe également de tous côtez avec la même force que ſi nous avions trente deux pieds d'eau ſur la tête, nous retient dans un parfait équilibre, que le moindre effort peut rompre : mais cet air dont la peſanteur produit cet effet, d'où prend-t'il cette peſanteur, ſi ce n'eſt qu'il eſt pouſſé lui-même vers le centre de la terre par ce vaſte liquide dont nous avons tant de fois parlé ; & s'il n'étoit peſant, où l'irions nous chercher pour la reſpiration ?

La nature ne ſe ſert-elle pas encore de la peſanteur de l'air pour faire par ſon moyen monter les vapeurs auſſi haut qu'elles font, & ſe répandre en toute ſa maſſe ; où ſe condenſant enſuite, elles retombent en pluye, & rendent ainſi la terre féconde.

On voit par tout ce que nous venons de dire, que la machine generale du monde peut bien subsister sans qu'il y ait, ni plante, ni animaux sur la terre; mais que chaque plante, chaque animal a besoin du monde tout entier pour subsister; du moins de tout ce que renferme la vaste étenduë de nôtre tourbillon.

Il ne faut donc plus regarder un animal sur la terre comme une machine separée du reste du monde, qui ait en soi tous les principes necessaires à sa conservation; car quoi qu'il soit composé d'une infinité de parties, qui concourent toutes à sa perfection, il fait lui-même une partie de la machine immense, où il est renfermé. Telle est l'aiguille d'un Cadran, qui, quoi qu'elle ait son mouvement particulier, ne pourroit pas le continuer un moment, ſi on rompoit la liaiſon qu'elle a avec le reſte des reſſorts de la montre. Mais ſi l'on prend garde que le mouvement de l'aiguille eſt incomprehenſible, tant qu'on n'en va pas chercher la cauſe plus loin ; & que l'on en a une idée claire auſſi-tôt que l'on conſidere la liaiſon qu'elle a avec les reſſorts de cette montre ; on pourra penſer que l'opiniâtreté de bien des gens à ſoutenir une ame dans les bêtes, vient de ce qu'ils ont accoutumé de les conſiderer comme un tout, indépendant du reſte de l'univers, & qu'en les conſiderant ainſi, ils ſont obligez de leur donner une connoiſſance, qui ſoit la cauſe de certains mouvemens, qu'ils ſe donneroient bien garde de lui attribuer, s'ils pouvoient les expliquer autrement.

Car quoi qu'en puiſſent dire

ceux

ceux, qui donnent de la connoiſſance aux bêtes ; voicy deux raiſonnemens également vrays, & où il n'y a rien à répondre.

Le premier eſt, que ce n'eſt point la connoiſſance que nous avons, qui produit en nous les divers mouvemens dont nous ſommes capables, puiſque nous les faiſons ſouvent ſans y penſer, & que nous ne connoiſſons pas même les muſcles, qui agiſſent en chacun de ces mouvemens, ni qui ſont les premiers reſſorts qui les font agir : qu'on ne diſe donc pas, que nôtre connoiſſance en ſoit le principe ; car comment produiroit-elle un effet, ſans connoître par quels moyens elle peut y parvenir ? Pourquoi donc en ſuppoſer dans les bêtes, pour expliquer par ſon moyen des mouvemens, dont elle ne ſçauroit être la cauſe même dans l'homme ?

Le ſecond, c'eſt que nous n'avons point d'idée d'une connoiſſance autre que la nôtre, qui eſt inſeparable de nôtre eſprit; ainſi quand on dit que les bêtesont de la connoiſſance, ou il faut avouer qu'on ne ſçait ce qu'on dit, ou convenir qu'elles ont un eſprit de même nature que le nôtre: ce qu'on ne peut avancer ſans impieté, & ſans que tout le monde ſe revolte contre une telle propoſition.

Pour peu que l'on veuille donner à la raiſon, il faut donc convenir que les bêtes ſont de pures machines, qui font tout ce qu'elles font ſans aucune connoiſſance; qui n'ont ni raiſon ni ſentiment, puiſque toutes ces choſes ſont inſéparables de la penſée, qui ne ſe trouve point en elles.

J'avouë qu'il eſt difficile de concevoir qu'une pure machine faſſe tout ce que fait un ſinge, un chien, ou tout autre animal: mais c'eſt peut-être que l'esprit de l'homme, mesurant tout sur sa foiblesse, ne s'éleve point assez pour penser dignement de la hauteur impenetrable de la sagesse de Dieu. Envelopé de tenebres de tous côtez, il croit avoir beaucoup fait, quand il s'est formé une idée nette d'une machine un peu composée, & s'accoutume ainsi à regarder comme impossible, tout ce qui est au dessus de sa portée; mais si l'on a vû des Machinistes faire des Pigeons volans, des Statuës marchantes, & des Cignes qu'on ne peut toucher en certains endroits, sans en recevoir un coup de bec, & qui outre cela mangent & digerent; si, dis-je, quelques ressorts que l'homme arrange, peuvent avoir des effets si surprenans, que sera-ce, si l'on compare ces machines grossieres, avec un animal, dans la composition duquel il n'entre aucune partie qui n'ait ſon uſage, & qui ne ſerve en quelque choſe à tous les mouvemens qu'on lui voit faire.

D'ailleurs tout le monde ſçait, que l'animal eſt organiſé de maniere, qu'il a en lui tout ce qu'il faut pour ſe mouvoir en toutes les façons, qu'on voit qu'il ſe meut en effet ; mais on y demanderoit quelque choſe de plus ; un certain principe intelligent, qui lui dît dans l'occaſion, qui ſont les mouvemens, qu'il faut faire ; comme ſi c'étoit une choſe plus difficile à Dieu, de mettre dans le corps d'un animal des reſſorts, qui étant debandez par l'impreſſion des objets, lui faſſent faire neceſſairement tous les mouvemens qu'il fait, que de lui avoir donné tous les reſſorts qu'il faut pour faire tous ces mouvemens, lorſque quelque cauſe les y détermine.

Il eſt vray que l'entendement humain demeure comme accablé dans ces meditations ; il eſt ébloui de la profondeur de cette Sageſſe, qui a conçû & fait des machines ſi parfaites, & dont les reſſorts ſont ſi délicats & tellement multipliez, que le plus habile homme, quoiqu'il ait tous les jours ces machines ſous les yeux, eſt contraint d'avoüer, aprés toutes ſes recherches, que tout ce qu'il connoît dans ces admirables machines, n'eſt que la moindre partie de ce qu'il faudroit connoître pour en avoir une idée parfaite. On regarde comme une merveille, d'avoir inventé quelque nouvelle machine, qu'un enfant conçoit, quand on luy montre les pieces dont elle eſt compoſée, & qu'il en voit le jeu & la liaiſon qu'elles ont les unes avec les autres : que devons-nous donc penſer de l'excellence de l'Ouvrier, qui a fait une machine qu'il donne à examiner à tout le monde, & que perſonne ne peut comprendre ?

Peut-être auſſi que l'ignorance où l'on eſt demeuré ſur ce ſujet, vient de ce qu'on a trouvé d'abord la choſe trop difficile ; & que, ſans vouloir l'approfondir davantage, on s'eſt imaginé, qu'en donnant une eſpece de connoiſſance aux bêtes, cela ſuffiſoit pour expliquer tout ce qu'elles font de plus ſurprenant, ſans qu'on puiſſe dire ni ce que c'eſt que leur connoiſſance, ni comment elle contribuë à leurs mouvemens.

C'eſt pourquoi, comme les deux raiſons que j'ay rapportées cy-deſſus, m'ont convaincu, il y a long-temps, que les bêtes ne peuvent avoir de connoiſſance,

& dés-là, qu'on ne doit les considerer, que comme une pure machine ; j'ay cru qu'à force de méditer ſur cette matiere, je pourrois trouver, qui ſont les premiers reſſorts, qui mettent la machine en branle, & qui reglent tous ſes mouvemens ; ſur tout ſi je m'attachois aux premieres cauſes qui ſont connuës, & que je pûſſe arriver enſuite juſqu'aux derniers effets qui ſont auſſi connus, en ne ſuppoſant rien pour lier ces effets à leurs cauſes, que ce que la raiſon & l'experience pourroient autoriſer. Je croy même ne m'être pas trompé dans mes conjectures ; car aprés y avoir reflechi quelque temps, je reconnus bien-tôt qu'une partie de ce qui paroît de plus ſurprenant dans les bêtes, peut s'expliquer mécaniquement, ſans avoir recours à aucune autre choſe qu'à la varieté & à la liaiſon des ressorts, qui composent leur machine, & qui les lient exactement avec le reste de l'Univers.

Pour marcher plus surement dans ma recherche ; je voulus sçavoir d'abord, comment un petit animal se développoit dans le ventre de sa mere, persuadé, que quand on a vû monter une machine, on peut plus aisément connoître par quels ressorts elle produit ensuite les mouvemens divers qu'on lui voit faire ; j'examinay donc avec attention l'œuf qui contenoit en petit cet animal, & suivant à la piste, dans ses petits vaisseaux, les esprits qui devoient servir à le developper, je trouvay par quelle Mécanique on pouvoit penser que le cœur faisoit son premier battement & le continuoit ensuite jusqu'à la mort.

Delà je passay à la respiration, dont je montray la necessité par une Mécanique ſimple & aiſée à concevoir ; je rendis de même raiſon de tous les mouvemens, qu'on appelle naturels, parce qu'ils ſe font en nous ſans que nous y penſions, & même malgré nous. Aprés cela je tachay d'expliquer, comment un petit animal nouvellement né va chercher les mamelles de ſa mere, comment il les prend, les ſucce & en fait ſortir le lait, & comment ce lait eſt obligé de deſcendre peu à peu dans ſon eſtomac, & de-là dans les boyaux, d'où il enfile neceſſairement les veines lactées, pour ſe rendre dans la maſſe du ſang, dont il prend bien-tôt la forme, & ſert enſuite à nourrir & à faire croître ce petit animal. Les raiſons que je trouvay de toutes ces choſes me parurent du moins auſſi certaines que l'eſt l'explication que Mr. Deſcartes nous a donnée des effets differens de la pierre d'aimant, & qui est reçuë par tout le monde ; que pouvois-je souhaiter davantage sur une matiere aussi délicate, & où personne n'avoit encore touché ?

Toutes ces choses me parurent à la fin plus aisées à expliquer, que la Memoire ; c'est pourquoy je m'appliquay tout entier à en développer les causes. Ce sont les reflexions que je fis alors sur ce sujet, que je propose aujourd'huy dans ce petit Traité, lequel j'ay taché d'écrire avec toute la netteté que m'a pû le permettre une matiere aussi délicate, & où l'esprit n'est jamais soûtenu par rien de sensible. Si les preuves ne sont pas toutes d'une égale force, qu'on les considere toutes ensemble ; les esprits accoutumez à raisonner juste & à s'élever au dessus du sensible y trouveront toûjours dequoy se contenter.

Tout ce que je demande à ceux qui voudront ſe donner la peine de le lire, c'eſt de ne ſe laiſſer point prevenir contre la nouveauté, & de ne point s'arrêter de page en page à chicanner ce qu'ils y pourront trouver de contraire à leur ſentiment. Ce ne ſera qu'aprés l'avoir lû tout entier, qu'ils en pourront porter un jugement ſolide ; car toutes les parties en ſont tellement liées les unes avec les autres, que l'on trouvera juſques dans les dernieres pages dequoy éclaircir ce qui pourra ſe trouver d'obſcur dans les premieres.

J'avertis auſſi, que ſi je fais demeurer dans les nerfs des organes une diſpoſition à ſe mouvoir d'une façon plûtôt que d'une autre ; on ne peut pas donner à cette diſpoſition le nom de trace, dans le ſens où on l'a entendu juſqu'à present ; & quand on voudroit lui donner ce nom, il y auroit toûjours une grande difference entre dire, que c'est la liaison des traces que les objets laissent dans le cerveau, qui fait la Memoire, sans en rien dire autre chose, & donner une idée juste de ces traces en expliquant mécaniquement par quels ressorts elles se produisent, & comment elles se lient les unes avec les autres, pour se reveiller aprés avec une justesse merveilleuse.

Cette derniere explication sera toûjours autant au dessus de la premiere, que ce que dit Descartes du Sistême du monde est au dessus de ce que Copernic en avoit pensé avant lui. Copernic avoit dit que les parties du monde étoient arrangées, & se mouvoient comme Descartes l'a pensé: mais Descartes ne s'en est pas tenu là ;

là ; il a donné une Mécanique qui fait mouvoir ces masses énormes, & qui ne laisse plus rien d'obscur dans ce Systême.

Il y aura même cette difference, que Descartes a laissé les choses dans le même ordre ou Copernic les avoit mises ; & que dans ce Traité on ne trouvera rien qui réponde à ce qu'on a appellé jusqu'icy traces ou especes dans le cerveau : cependant je laisse au Lecteur à en juger, m'estimant assez heureux, s'il se trouve quelque chose en ce Traité, qui puisse contribuer à sa satisfaction & le dédommager du peu de temps qu'il voudra bien donner à le lire.

Au reste, si l'on est content de cette explication de la Memoire, je mettray d'ordre ce que j'ay déja pensé sur le mouvement des animaux, que j'aurois poussé plus loin, ſi j'avois une connoiſſance auſſi exacte que je ſouhaiterois, de l'Anatomie ; mais il faudroit pour cela que je fiſſe par moy-même beaucoup d'experiences, que mes occupations ne me permettent pas de faire.

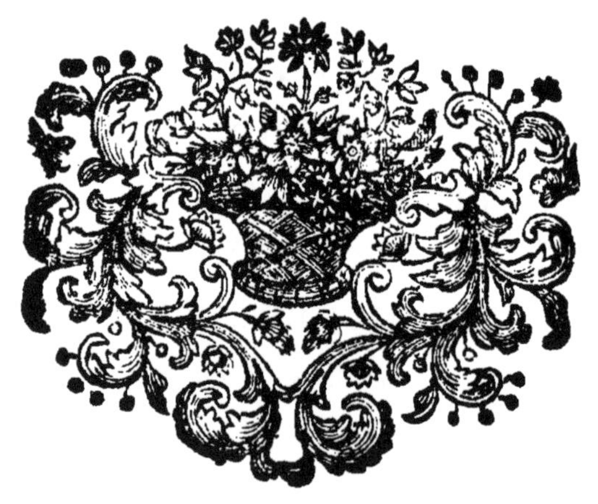

AVANT-PROPOS.

POUR éviter autant qu'il se peut les digressions qui seroient necessaires dans ce Traité, & qui ne serviroient qu'à le rendre plus obscur ; j'ay cru qu'il seroit bon de bien établir d'abord en quoi consiste l'union de l'esprit de l'homme avec son corps.

Chacun sent en soi quand il est en parfaite santé, qu'il n'a qu'à vouloir ouvrir ou fermer la main, ployer ou étendre le bras, pour que sa main s'ouvre ou se ferme, & que son bras se ploye ou s'étende, & ainsi d'une infinité d'autres mouvemens qui se font dans toutes les parties de nôtre corps, aussi-tôt que nous le souhaitons; & lors que quelqu'un de nos membres demeure immobile malgré nous, & qu'il n'est plus soumis à l'empire de la volonté ; nous le regardons comme un membre paralytique, que quelques causes interieures empêchent d'obéïr aux ordres de l'esprit.

D'un autre côté, nous sentons que le corps agit reciproquement sur l'esprit ; car si l'on frappe une cloche à quelque distance de nous, nôtre esprit en reçoit aussi-tôt une idée de son ; si l'on nous pique nous sentons dans le moment de la douleur : en un mot chaque mouvement qui est produit en nôtre corps, par quelque cause que ce soit, est accompagné d'un sentiment particulier dans nôtre esprit ; & lors qu'on peut nous picquer le bras sans que nous le sentions ; nous regardons ce membre comme s'il étoit déja demi-mort, sur tout s'il est à même temps paralytique ; c'est-à-dire, si nous ne pouvons plus le mouvoir quand il nous plaît.

Il suit de-là, que tant que les impressions qui se font dans nos organes sont accompagnées de pensées dans nôtre esprit comme de leur suite necessaire ; & au contraire, tant que nos volontez sont suivies des mouvemens que nous voulons faire & produire dans nôtre corps, on peut dire que nôtre corps est vrayement uni à nôtre esprit, puisque l'on ne peut pas concevoir d'union plus intime de deux choses, que l'action continuelle & reciproque de l'une sur l'autre ; d'ailleurs qui ne sçait que la mort de l'homme est la separation de son ame d'avec son corps ? Et qu'arrive-t-il autre chose à la mort, sinon que l'esprit cesse d'agir sur le corps, & le corps d'agir sur l'esprit.

D'où l'on doit établir ce principe, que l'union de l'esprit avec le corps est l'action reciproque de l'un sur l'autre ; & en consequence de cette union on doit encore poser cet autre principe ; qu'à l'occasion des impressions differentes sur les organes de nos sens, il se re-

veille dans nôtre esprit des sensations particulieres à chacune ; & au contraire qu'à l'occasion des pensées differentes que nous avons, il se fait des mouvemens differens dans nôtre corps, sur tout dans les nerfs des organes qui sont le principal siege de l'ame.

On peut ajouter icy, que l'esprit & le corps étant d'un genre different, ils ne peuvent de leur nature avoir prise l'un sur l'autre ; qu'ainsi pour sçavoir qui sont les ressorts de l'action reciproque qui les lie ensemble ; il faut remonter à un Etre superieur, qui leur donnant séparement tout ce qu'ils ont chacun de perfections, leur donne encore cette proprieté qui n'est point de leur nature. Et comme on ne peut pas dire que les ouvrages de cet Etre superieur ayent d'eux-mêmes aucun pouvoir ; mais que c'est sa volonté infiniment efficace qui agit en eux & par eux d'une maniere visible ; nous dirons que c'est cet Etre tout puissant *qui agit en nous, & que nos volontez ne ſont que des occaſions qui appliquent ſa puiſſance infinie à produire des mouvemens dans nôtre corps, ſuivant les Loix éternelles & immuables qu'il s'en eſt preſcrit. Il faut dire la même choſe des impreſſions de nos organes, & qu'elles ſont autant d'occaſions à cet Etre infini, qui le déterminent à mettre dans nôtre eſprit les diverſes ſenſations qui en ſont les ſuites & qui les accompagnent toûjours. En voila aſſez pour entendre ce que nous dirons dans la ſuite de ce Traité.*

APPROBATION.

J'Ay lû par ordre de Monſeigneur le Chancelier le *Nouveau Traité de la Memoire*. C'eſt un Recueil de Reflexions & de Recherches ſur les Senſations, qui pourra faire plaiſir au Public. Fait à Paris le 16. Avril 1708.

RAGUET.

TRAITÉ DE LA MEMOIRE.

CHAPITRE PREMIER.

Que la Memoire est une des choses qui doit le plus exciter nôtre curiosité.

S'IL y a quelque chose au monde, qui mérite l'aplication d'un homme raisonnable, c'est la connoissance de soy-même. On a de tout temps reconnu la verité de cette propoſition, & c'eſt de là qu'eſt venu le ſoin qu'on a pris de bien connoître le corps humain qui fait une partie de l'homme. C'eſt ce qui a engagé tant d'habiles gens à diſſequer avec un ſoin infini, de toutes ſortes de ſujets, pour connoître la ſtructure & l'harmonie des parties dont il eſt compoſé.

L'Anatomie s'eſt perfectionnée peu à peu ; mais on n'a point aſſez aprofondi la nature de l'eſprit, ni la mécanique du cerveau, qui regle le plus ſouvent ſes penſées & ſes raiſonnemens : ſoit qu'on ait crû ſe connoître en connoiſſant quelque choſe de la compoſition de ſon corps, ſoit qu'on ait été rebuté d'un travail, qui paſſe la diſſection de la main la plus délicate, & où les ſens ne ſervent plus de rien.

Cependant je ne ſçaurois aſſez

admirer, comment il ſe peut faire, que l'eſprit qui tâche de tout connoître, aille chercher ſi loin des ſujets pour s'occuper ; pendant qu'il y en a une infinité dans luy, qu'il ne connoît pas, & qui méritent plus qu'aucun autre qu'il donne tous ſes ſoins à les bien pénetrer.

On ſçait, par exemple, que la Memoire eſt le magaſin où l'eſprit trouve tout ce qu'il ſçait ; c'eſt elle qui luy preſente les idées de tout ce qu'il a apris, quand il en a beſoin. Cependant cet eſprit qui ſe pique ſouvent de ſçavoir beaucoup ne connoît pas l'organe principal, où il trouve toute ſa ſcience.

Ces conſiderations jointes à la curioſité que l'on a naturellement de connoître les ſecrets reſſorts qui reçoivent en nous l'impreſſion des corps étrangers, & qui nous les font apercevoir, quelquefois même lors qu'ils n'agissent plus sur nous, m'ont engagé à examiner cette matiere avee tout le soin dont est capable un esprit, qui aime la verité, & qui loin de s'entêter de ses opinions, est toûjours prêt à les abandonner pour de meilleures ; mais pour proceder avec plus d'ordre à cette recherche, il faut voir d'abord, quel est le siege & l'organe principal de la Memoire.

CHAPITRE II.

Quel est l'organe & le siege de la Memoire.

LOrsque les organes exterieurs de nos sens sont envelopez dans le sommeil, & qu'ils ne sont plus en état de porter jusqu'à l'esprit les impressions des objets exterieurs ; les songes sont en regne alors, & nous presentent souvent des images aussi vives, que si elles avoient leurs causes hors de nous, & qu'elles fussent les impressions de quelque objet, qui agît veritablement sur nos organes. Ce qui fait voir qu'il y a un endroit dans nôtre corps, qui ne peut être que le cerveau, où tous les nerfs des organes vont se réünir, & que les impressions qui se font dans cette partie, font toûjours naître des idées dans l'esprit, soit que ces impressions partent des objets exterieurs qui agissent sur les sens ; soit qu'elles soient causées par quelque cause interieure qui agit sur le principe des nerfs, & dont rien ne trouble l'effet pendant le sommeil.

Pour faire mieux entendre ce que je pense là-dessus, il est à propos de donner une idée juste du cerveau.

Les Anatomistes modernes le regardent comme une glande composée d'une infinité de petits vaisseaux imperceptibles, dont chacun s'ouvre dans le canal des arteres & des veines, qui portent le sang dans cette partie & l'en rapportent : & ces petits vaisseaux faisant l'office d'un tamis, le sang qui coule rapidement dans les arteres & les veines, y perd ses parties les plus subtiles qui enfilent ces chemins détournez, pour se rendre aprés, comme dans un reservoir commun, d'où elles se distribuent ensuite, par les nerfs dans toutes les parties du corps.

Quand ces esprits sont abondans, ils tiennent tous les nerfs roides & bandez ; de sorte que dans cet état, ils portent aisément jusqu'à leur origine les impressions qu'ils reçoivent à leurs extrêmitez, & c'est là l'état de la veille. Mais quand nous avons fatigué, les esprits se sont dissipez, les nerfs qui ne sont plus remplis s'amolissent, & l'impression qui se fait sur leurs extrêmitez, se perd dans les chairs qui les soûtientiennent, avant que d'arriver à leur origine, & demeure ainsi inutile : & c'est l'état où nous sommes pendant le sommeil, où l'on peut souvent nous toucher assez fort, sans que nous le sentions.

Cependant comme nôtre cerveau n'est jamais sans esprits, il y en a toûjours qui remplissent les nerfs, sur tout à leur principe ; & pour lors, si quelque cause exterieure les remuë & les agite, l'impression qu'ils en reçoivent, est accompagnée d'une sensation dans l'esprit ; parceque ce mouvement se fait à l'origine des nerfs, qui est proprement la seule partie du corps, que l'on peut dire unie à l'esprit, puisque les autres n'ont plus d'union avec luy, quand leur communication avec celle-là est empêchée, soit par une paralysie, ou par quelque autre cause que ce soit. Et c'est cette partie où tous les nerfs répondent, qui est l'organe principal & le vray siege de la Memoire.

CHAPITRE III.

Que les explications que l'on a données jusqu'icy de la Memoire, ne satisfont point.

DEpuis que Monsieur Descartes nous a ouvert un nouveau chemin de philosopher, &

qu'il nous a apris à ne croire vray, que ce que nous connoiſſons certainement être tel ; ce ſeroit mal uſer de ſa raiſon, que de recevoir des principes, pour expliquer la Memoire, qui n'ont aucune vraiſemblance, & qui ne ſçauroient s'accorder avec la ſtructure du cerveau & des organes des ſens, dont l'origine eſt, comme nous venons de le voir, le ſiege de la Memoire.

Les uns s'imaginent, que chaque choſe que nous connoiſſons, laiſſe comme un portrait gravé dans nôtre cerveau, & que dans les choſes que nous aprenons de ſuite, tous ces petits portraits s'arrangent, comme une pile d'eſtampes chez un Imager : de ſorte que quand on leve le premier, on trouve le ſecond deſſous, & le troiſiéme ſous celuy-cy, & ainſi de ſuite juſqu'au dernier.

Cette ſupoſition eſt belle ; mais on ne ſçauroit dire ce que c'eſt que ces portraits imaginaires, de quoy ils ſont faits, ni par qui : on ne ſçait pas mieux l'endroit du cerveau, où l'eſprit les arange pour les retrouver ſi juſte, quand il en a beſoin. A joindre qu'il paroît impoſſible, que toutes les choſes qu'un homme voit en un jour, laiſſent chacune ſon portrait dans le cerveau, ſans qu'il y ait une extrême confuſion. Que ſeroit-ce de l'infinité d'objets que l'on voit pendant un an & pendant dix ?

Comme je ne vois pas beaucoup de difference, entre ces portraits & les plis & replis du cerveau, dont ſe ſont ſervis d'autres Philoſophes, pour expliquer la Memoire, il me ſemble que l'on doit juger des uns comme des autres, & que pour peu qu'on y faſſe reflexion, on ne ſe déclarera pas aiſément, ni pour ces prétendus plis du cerveau, ni pour les portraits qu'on s'eſt imaginé que chaque objet y laiſſe.

Quelques Modernes mal ſatisfaits des ſupoſitions précedentes, ont tâché d'expliquer la Memoire d'une autre maniere, & rejettant ces plis & ces portraits imaginaires, ils ont crû que les objets s'ouvroient ſeulement des paſſages differens dans la ſubſtance du cerveau, par le moyen des eſprits qui y abondent, & que toutes les fois que les eſprits repaſſoient dans ces canaux, & ſe r'ouvroient ces petits paſſages, l'eſprit aperçevoit la choſe par le moyen de laquelle ils avoient eſté ouverts la premiere fois.

Si ces routes ſont produites par les objets en differens endroits du cerveau, comment peuvent-elles être en si grand nombre dans un si petit espace sans se confondre entierement ? ou sans que l'une perçant dans l'autre, elles embarassent la Memoire, qui y suit les esprits à la piste, & luy donnant ainsi le change, luy fasse voir le contraire de ce qu'elle devroit trouver. D'ailleurs tous les objets agissants par les mêmes organes, quel est le Maréchal des Logis, qui attentif à toutes leurs impressions, leur distribuë les quartiers, où ils se doivent creuser une route ou un passage particulier.

Mais peut-on s'imaginer que l'impression des objets soit assez forte, pour s'ouvrir dans le cerveau d'autres passages, que ceux que la nature y a mis en le formant, qui ne sont autre chose, que les nerfs des organes dont chacun est tendu, par les esprits qui le rempliſſent, & qui y coulent d'une extrêmité à l'autre, comme fait le ſang dans ſes vaiſſeaux ; mais avec beaucoup plus de rapidité.

En un mot, comme les protecteurs de ces trois ſentimens ſupoſent également que toutes ces routes, ces portraits & ces plis du cerveau, y demeurent imprimées toutes enſemble, pendant qu'on ſçait les choſes dont elles ſont les routes, les plis ou les portraits particuliers ; ils ſont tous dans la difficulté d'expliquer, comment une infinité de routes differentes, de plis ou de portraits, peuvent eſtre ainſi gravées ou pliées toutes enſemble avec tant de confuſion, & cependant ſe reveiller les unes aprés les autres avec tant de juſteſſe & de diſtinction.

Mais pourquoy s'amuſer à refuter par des raiſonnemens ce qui tombe de ſoy-même, lorſque l'on conſidere la nature du cerveau, & la maniere dont les organes de nos ſens reçoivent les impreſſions de leurs objets ? En effet, lorſque nous voyons quelque choſe, l'image ou le portrait de cette choſe eſt dans le moment ſi bien imprimé ſur le fond de nos yeux, & peut-être par le moyen des nerfs, tranſmis de là juſqu'à leur origine; qu'il efface en s'y imprimant, tous les portraits qui ont jamais été peints auparavant ſur le même endroit, puiſque ſans cela l'on ne verroit rien diſtinctement; car il faut bien prendre garde, que c'eſt le même organe qui reçoit l'impreſſion de tant d'objets differens, & qu'ainſi, ſemblable à un morceau de cire, qui eſt déja imprimé d'un cachet; cet organe ne peut recevoir l'impression d'un second objet, que l'image du premier ne soit entierement effacée, pour qu'il puisse prendre la forme du second.

Il n'y a donc rien de vraysemblable dans les supositions précedentes, elles sont toutes contraires à la nature du cerveau, & à la maniere dont nous recevons l'impression des objets. Il y a donc une cause de la Memoire autre que celles qu'on en a données jusqu'à present ; & c'est cette cause si peu connuë, qu'il faut chercher & mettre en son jour.

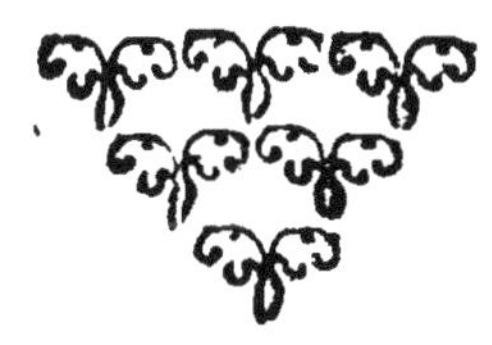

CHAPITRE IV.

Ce que c'est que la Memoire, & en combien de manieres on peut la considerer.

LA Memoire, n'eſt autre choſe, que la faculté que nous avons de rapeller en nôtre eſprit les choſes que nous avons vûës, entenduës, ou apriſes, &c.

Je trouve de deux ſortes de Memoire en l'homme, qui ne different que parce que l'une ſe fait par le commandement de la volonté, comme quand on rapelle quelque choſe qu'on a ſçû autrefois, à force d'y penſer; & l'autre ſans attendre l'ordre de la volonté, force, pour ainſi dire, l'eſprit à contempler les idées qu'elle luy preſente; telle eſt celle

celle que nous avons la nuit en dormant, & qu'on apelle Songes; ou celle qui vient le jour nous fraper de mille pensées, qui ne manquent jamais à nous distraire beaucoup de nos occupations.

Mais comme la Memoire qui se fait par ordre de l'esprit, ne differe de l'autre, qu'en ce qu'elle attend son commandement, pour nous representer les choses; il faut d'abord examiner celle qui se fait d'elle-même, & sans attendre l'ordre de la volonté, comme estant la plus simple, & j'appelleray celle-cy Memoire necessaire ou animale; & l'autre Memoire libre.

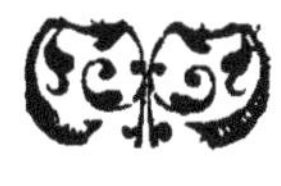

CHAPITRE V.

De la Memoire neceſſaire ou animale.

LA Memoire neceſſaire ſe fait également en tous les Animaux qui ont des organes pour recevoir l'impreſſion des corps exterieurs, & elle ne differe en nous, que parce qu'elle y eſt accompagnée de connoiſſance ; de ſorte que pour trouver la veritable cauſe de la Memoire neceſſaire ou animale, il la faut chercher en quelque choſe, qui ſoit également commun aux hommes & aux bêtes.

Mais les bêtes n'ont rien de commun avec l'homme, que le corps, qui eſt en elles comme en nous organiſé pour recevoir les impreſſions des corps étrangers, qui ne ſe tranſmettent juſqu'à l'origine des nerfs, que par le mouvement ; ainſi la Memoire ayant ſon ſiege principal dans les nerfs des organes, c'eſt dans la juſte connoiſſance de ces mêmes nerfs & des mouvemens dont ils ſont capables, qu'il faut chercher la cauſe de la Memoire.

Pour y réüſſir plus facilement, & pour éviter la confuſion, je choiſiray ſur tous les ſens qui fourniſſent des ſujets à la Memoire, celuy de l'Oüye, comme celuy qui me paroît le plus aiſé à concevoir à cauſe du mouvement ſenſible de tous ſes objets, qui ſoûtient l'imagination pendant que l'eſprit s'éleve plus haut pour en pénétrer la nature.

Il eſt bon que l'on ſçache auſſi, qu'en traitant de la Memoire animale, je la conſidereray dans l'homme, c'eſt-à-dire accompagnée de penſée & de ſenſation; de maniere cependant, que je ne confonderay point ce qui eſt purement animal, avec ce qui eſt particulier à l'homme, en diſtinguant le mieux qu'il me ſera poſſible, le mouvement de l'organe, d'avec la ſenſation qui l'accompagne en nous, & qui ne ſe trouve point dans les bêtes.

Or jamais la Memoire animale ne produit des effets plus ſenſibles que dans les ſonges; & comme on ne peut pas penſer qu'il y ait alors autre choſe en nous, que la diſpoſition des organes, qui nous faſſe aperçevoir les objets de nos ſonges; le moyen le plus ſûr de connoître ce qu'elle eſt, c'eſt de chercher quelle eſt la cauſe de nos ſonges.

Mais les ſons qui nous frapent la nuit en dormant, ſont de la nature de ceux, qui ſe ſont autrefois fait ſentir pendant la veille : & parce que la nature ne ſe ſert pas de deux moyens differens pour produire les mêmes effets, & qu'ainſi le même effet ſupoſe la même cauſe, ſi nous voulons ſçavoir comment nous entendons des ſons la nuit en dormant, pendant qu'il n'y a rien hors de nous qui remuë nos organes : il faut ſçavoir auparavant comment nous en recevons l'impreſſion pendant la veille.

CHAPITRE VI.

De l'Oüye, & comment ſe fait cette ſenſation.

L'Oreille eſt l'organe exterieur du ſon. Il y a à l'extrêmité du trou qui s'ouvre en dehors, une membrane assez déliée, qui a des muscles & des osselets voisins, par le moyen desquels elle peut se tendre plus ou moins, comme fait la peau d'un tambour, & c'est pour cela qu'on luy en a donné le nom ; au delà de cette membrane il y a une petite cavité pleine d'air, & l'on trouve ensuite une espece de coquille, sur laquelle les filets des nerfs de l'Oüye viennent se confondre en la tapissant de tous côtez.

Le tambour étant exposé à l'air exterieur, en modifie les vibrations pour les communiquer ensuite aux filets des nerfs, qui sont l'organe interieur & principal de l'Oüye, comme les humeurs de l'œil servent à modifier l'impression des objets colorez, pour qu'elle soit reçûë sans confusion sur les filets du nerf optique.

Nous sçavons que les corps exterieurs n'agissent sur le nôtre, que par le mouvement; ainsi un corps sonore ne se fait entendre, quand il est frapé, que parceque le coup le faisant sortir de son état naturel, il souffre des secousses ou des vibrations successives, jusqu'à ce que le tremblement où il est, s'affoiblissant, il reprenne son premier état. Ce mouvement se connoît aisément dans une cloche que l'on vient de sonner; car si l'on met la main dessus, on sent un frémissement qui pénetre souvent jusqu'au cœur, & qui est produit par les vibrations successives & mourantes de la cloche.

De plus si l'on prend garde, que pendant qu'on sent ce frémissement dans la cloche, le son continuë en bourdonnant, & qu'il cesse de se faire entendre aussi-tôt qu'on n'y sent plus aucun mouvement, on ne doutera point que c'est ce mouvement qui est la premiere cause du son.

Mais comme la cloche ne touche pas au tambour de l'oreille, & qu'un corps n'agit point sur celuy qui ne touche pas par soi-même ou par le moyen d'un autre, qui touche à tous les deux, il faut chercher un corps intermediaire, par le moyen duquel les vibrations de la cloche se transmettent jusqu'à nôtre oreille. Je vois déja que la cloche étant dans l'air, qui l'environne exactement, elle ne peut souffrir aucunes secousses, que l'air le plus voisin n'en reçoive de pareilles : celuy-cy remuë l'autre autour de luy, & transmet encore ces vibrations plus loin, jusqu'à ce que ces ondulations deviennent insensibles par la vaste étenduë de l'air, où le mouvement de la cloche se communique à la ronde, en s'affoiblissant à mesure qu'il s'éloigne du centre où est la cloche; parce qu'il trouve à proportion un plus grand cercle d'air à remuer, sur chaque partie duquel il doit également se distribuer. On peut remarquer en passant, que ce qui fait que la lumiere se communique en un instant, & qu'il faut du temps au son pour parcourir un certain espace, c'est que le vaste liquide qui transmet la lumiere ne sçauroit se comprimer d'avantage, & transmet ainsi en un moment les impressions qu'il reçoit; & que l'air au contraire, étant capable d'une compression fort sensible, le plus voisin de la cloche se comprime d'abord, & cette compression s'étend par ondes de celuy-cy au plus éloigné, jusqu'à ce qu'elle n'aporte plus un changement ſenſible dans la maſſe de l'air, qui eſt trop loin de la cloche, ce qui ne ſe fait que ſucceſſivement.

Pendant que cette maſſe d'air eſt ainſi agitée autour d'une cloche, s'il ſe trouve un homme ou tout autre animal, à quelque diſtance, l'air qui pénétre ſon oreille, imprimera au tambour les ſecouſſes qu'il aura reçûës de la cloche; le tambour à l'air qu'il renferme au dedans de la tête, & cet air renfermé, aux nerfs de l'oüye, qui portent l'impreſſion juſqu'à leur origine : & c'eſt là tout ce qui arrive dans le corps, & tout ce qui ſe fait dans la bête: mais l'homme ayant un eſprit, qui, à l'occaſion de tous les mouvemens qui ſe font dans les organes, reçoit des modifications differentes; cet eſprit ſent pour lors ce qu'on apelle ſon, qui n'a aucun raport ni reſſemblance avec le mouvement du corps ſonore, de l'air, du tambour, ni des nerfs de l'oüye.

Mais comme nous entendons une infinité de ſons differens, à meſure que les corps ſonores different, en matiere, en groſſeur, en dureté, ou en figure ; nous devons penſer que les mouvemens de l'organe, à l'occaſion deſquels nous aperçevons ces ſons, different également entr'eux : cependant comme nous n'avons que les mêmes organes pour recevoir ces differentes impreſſions, il faut voir comment le même tambour, & les mêmes nerfs peuvent recevoir tant de mouvemens differens.

CHAPITRE VII.

Comment le tambour de l'oreille, & les nerfs peuvent recevoir les diverſes impreſſions des corps ſonores.

SI nous comparons la membrane qui eſt au fond de l'oreille, à la peau d'un tambour, & les nerfs de l'oüye, à des cordes de violon ; nous ſçaurons dés-là, qu'à proportion qu'ils ſeront plus ou moins tendus, ils ſeront capables de vibrations plus ou moins vives, plus ou moins frequentes ; mais à meſure que l'on tend plus ou moins la peau d'un tambour, ou la corde d'un violon, le ſon qu'elles rendent l'un & l'autre, eſt plus ou moins vif & pénétrant ; d'où l'on peut conclure que toute la difference qui ſe trouve entre les ſons eſt proportionnée à celle qui eſt entre les vibrations des corps ſonores, & que toute cette difference conſiſte en ce que, les uns ayant plus de reſſort que les autres, ils font des vibrations plus vives & produiſent ainſi un ſon plus aigu ; de ſorte que les differens ſons que nous entendons dépendent des vibrations plus ou moins vives du corps ſonore ; & ce plus ou moins de vivacité dans les vibrations, du plus ou moins de dureté ou de reſſort du même corps ſonore.

Lorſque le tambour & les nerfs de l'oüye ſont bandez d'une certaine façon, tant qu'ils demeureront dans le même état, ils ne ſeront capables que de vibrations conformes à leur tenſion, & ainſi ne pourront faire entendre qu'un même ſon toujours égal & uniforme ; & ſi l'on ſonnoit à quelque distance une cloche, dont le son seroit plus aigu ou plus grave, que celuy que peut faire entendre le tambour ainsi bandé : les vibrations que cette cloche imprimeroit dans l'air, trouvant le tambour trop ou trop peu bandé, ne pourroient luy faire suivre les proportions de leur mouvement, & l'on n'entendroit qu'un son confus & désagréable.

Au contraire, si le tambour & les nerfs de l'oüye, se tendoient toujours d'eux-mêmes, de la maniere qu'il faut pour recevoir, & faire des vibrations semblables à celles du corps sonore qui fait impression sur eux, il seroit aisé de concevoir, comment tant de sons differens se font entendre par le même organe ; mais le tambour ni les nerfs n'ont point de connoissance, pour connoistre le point de tension qu'ils doivent prendre, afin de recevoir distinctement les vibrations de l'air.

Il s'agit donc de trouver une mécanique, par laquelle le tambour & les nerfs soient obligez de prendre une tension differente, à mesure qu'ils reçoivent des impressions de sons differens ; ce qui seroit impossible, si le tambour étoit une membrane morte, & sans mouvement, & si les nerfs étoient des cordes seiches, qui ne fussent pas remplies d'esprits, qui s'y meuvent avec une vitesse incroïable, & qui les tendent plus ou moins à mesure qu'ils s'y trouvent en plus ou moins grande quantité, & qu'ils se portent à les remplir avec plus ou moins de violence.

Mais le tambour ayant ses muscles pour le tendre plus ou moins, & les nerfs étant capables de tensions differentes, par le moyen des esprits qui les remplissent ; il me ſemble qu'il eſt aiſé de trouver la mécanique que je cherche.

Pour ſçavoir donc comment le tambour & les nerfs de l'oüye prennent d'eux-mêmes des tenſions differentes, ſelon qu'ils ſont diverſement agitez, il faut remarquer que tout nôtre corps eſt un tiſſu d'une infinité de vaiſſeaux ſenſibles & inſenſibles, qui ſe communiquent tous ; que le tambour de l'oreille eſt une membrane tiſſuë de ces vaiſſeaux, qui ne peut par conſéquent recevoir la moindre ſecouſſe, ſans que cela mette tous les eſprits, & toutes les humeurs en elles & autour d'elles en agitation ; & comme c'eſt le propre des liqueurs contenuës dans des vaiſſeaux, de chercher leur ſortie, & d'abonder dans les endroits où un mouvement exterieur facilite le leur, en l'augmentant ; les petits muſcles du tambour, où le ſang & les eſprits circulent plus vîte qu'auparavant, ſe gonflent plus qu'ils ne l'étoient, & tendent ainſi le tambour ; mais comme cette membrane reçoit inceſſamment des impreſſions de l'air exterieur, elle ceſſe de ſe tendre d'avantage lorſque ſa tenſion la met en état de faire des vibrations entierement ſemblables à celles, qui ſe font dans l'air ; car lorſqu'elle eſt parvenuë à cet état, ſi elle ſe tendoit davantage, ſes vibrations ſeroient plus frequentes, que celles de l'air, & feroient ainſi avec elle des contre-coups, qui, s'empêchant les uns les autres, l'obligeroient bien-tôt à prendre une ſituation plus lâche, afin que ſes mouvemens quadrant à ceux de l'air, il ne ſe fît plus aucun contre-coup, mais que leurs vibrations, s'ajuſtant les unes avec les autres, ne ſerviſſent qu'à entretenir la même tenſion dans la membrane; retenant ainſi les eſprits dans une agitation reglée, qui ſeroit accompagnée d'une ſenſation agréable ſuivant ce principe; que tout mouvement interieur, qui aide & facilite ceux de la nature, eſt ſuivi d'une ſenſation agréable: & au contraire que tout mouvement des organes, qui eſt contraire aux mouvemens naturels & neceſſaires à la vie, eſt ſuivi d'une ſenſation déſagreable.

Ce qu'il faut remarquer icy, c'eſt qu'à meſure que le tambour prend une tenſion differente, les nerfs ſe tendent de même; car les eſprits y coulant rapidement les bandent ou les relâchent juſqu'à ce qu'ils ſoient en état de recevoir des vibrations ſemblables à celles de l'air interieur qui reçoit les ſiennes du tambour ; cette tenſion étant neceſſaire pour que les vibrations des nerfs & du tambour quadrent avec celles de l'air, qui reçoit les ſiennes de la cloche, ou de tout autre corps ſonore.

Que ſi, quelque ſituation que puiſſe prendre la membrane du tambour, les ſecouſſes de l'air exterieur étoient ſi irregulieres, qu'il arrivât ſans ceſſe des contre-coups entre les vibrations du tambour & elles ; alors les eſprits irritez & troublez gonfleroient fortement les muſcles du tambour, & l'agitation ſe communiquant au ſang & aux eſprits tout autour, les muſcles voiſins, tels que ſont les Crotaphites, & ceux qui ſervent à fermer la mâchoire, ſe gonfleroient auſſi ; on grinceroit les dents, & l'on entreroit incontinent en mauvaiſe humeur. C'eſt ce qui arrive quand on entend limer les dents d'une ſcie, ou frotter deux morceaux de verre ou d'autres corps durs, les uns contre les autres.

Si l'on trouve impoſſible, que les mêmes nerfs puiſſent recevoir les impreſſions des ſons, qui paroiſſent de differente eſpece ; rien n'empêche que nous n'admettions des nerfs de cinq differentes groſſeurs, pour les cinq eſpeces de ſons, auſquelles on peut réduire tous les ſons imaginables : car comme la nature ne nous a donné que cinq differences dans la voix, dont chacune eſt marquée par l'une des cinq voyelles, & que ces cinq voyelles ont quelque analogie avec tous les ſons que l'on entend ; on peut penſer que nous avons auſſi cinq ſortes de nerfs, dont les plus gros reçoivent les impreſſions des ſons qui ſe font par la voyelle O, par exemple, & les plus fins celles des ſons qui ſef ont par la voyelle I, & ainſi du reſte. On voit bien que ce n'eſt icy qu'une conjecture, mais rien n'empêche de la ſoûtenir, quoi qu'il n'en ſoit pas neceſſaire, car les nerfs auſſi-bien que le tambour, qui eſt ſeul, peuvent recevoir toutes ſortes d'impreſſions, ſans avoir d'aide avec qui les partager.

Quand une fois le tambour eſt tendu d'une façon, il luy eſt plus aiſé de reprendre certaines tenſions, que d'autres, qui auroient moins de raport avec la premiere; parce que les eſprits, ayant pris leur cours d'une certaine façon, ſont plus diſpoſez à luy donner de ſuite certains degrez de tenſion, que d'autres: C'eſt de là que vient le plaiſir, qu'on trouve à entendre chanter un bel air, dont les tons ſont ménagez de maniere, que le tambour prend aiſément de ſuite toutes les differentes tenſions qu'il doit prendre, pour en recevoir les impreſſions le plus commodément qu'il eſt poſſible; & c'eſt ſur ce principe qu'eſt fondée la beauté des airs, qui ſe chantent à une ſeule voix, ou par pluſieurs qui chantent la même partie.

Remarquez auſſi qu'on n'employe pas ordinairement plus de trois ou quatre octaves dans les compoſitions de Muſique; car on éprouve que, quand les tons ſont à un certain point d'élevation, l'oüye ſe revolte & ne les entend plus avec plaiſir au delà; ce qui vient de ce que le tambour & les nerfs ſeroient alors trop bandez, pour recevoir des vibrations ſi vives, & que cette tenſion produit une eſpece de douleur & d'inquietude.

On voit aſſez quelle eſt la mécanique qui nous fait entendre les ſons pendant la veille; voyons à preſent, quelle eſt celle, qui nous en fait ſouvent entendre de fort vifs en dormant.

CHAPITRE VIII.

Comment on entend un ſon en dormant.

PUiſque les vibrations du tambour, & ſur tout des nerfs de l'oüye, ſont toujours accompagnées d'un ſon conforme à leur plus ou moins de vivacité, & que ces nerfs n'étant jamais ſans eſprits, ſont toujours aſſez tendus, pour faire quelques vibrations, en cas que quelque cauſe les agite; il ſuit de là que, ſoit que nous dormions, ou que nous veillions, nôtre eſprit peut toujours être frapé de quelque idée de ſon.

D'ailleurs comme toutes les differentes tenſions, que prennent le tambour & les nerfs pendant le jour, dépendent des impreſſions differentes que l'air exterieur leur aporte des corps ſonores ; il eſt vrai-ſemblable, que les differentes tenſions qu'ils prendront au hazard pendant la nuit, ſeront ſemblables à quelques-unes de celles, qu'ils auront autrefois priſes pendant le jour.

Dans cet état, quelque cauſe que ce ſoit, qui agite le principe des nerfs, ils feront des vibrations conformes à leur tenſion, & l'on entendra un ſon ſemblable à celuy, qui leur auroit donné cette tenſion ſi elle avoit eſté l'effet d'une cauſe exterieure.

Il ne s'agit donc, que de trouver quelque cauſe, qui donne le premier branle aux nerfs des organes

ganes pendant la nuit ; mais j'en vois déja plusieurs tant interieures qu'exterieures. A l'égard des interieures, une situation de corps qui portera le sang & les esprits en plus grande quantité vers le cerveau ; un battement de cœur plus vif qu'à l'ordinaire, & le pouls des arteres, ne suffisent-ils pas pour donner des secousses assez violentes à des parties si délicates ? vû que tout est alors si tranquille, & que tous les battemens d'arteres se font sentir si aisément dans les parties du corps les plus grossieres & les plus éloignées du cœur, où ces battemens ont leur origine.

Ainsi le battement du cœur & des arteres peut seul nous fournir la premiere cause des songes qui nous arrivent, & comme il ne discontinuë jamais, il ne faut pas s'étonner si l'on dit, que l'esprit n'eſt jamais en repos ; car pour peu qu'il coule d'eſprits dans les nerfs, le mouvement des arteres qui ſe fait par ſecouſſes, les met continuellement en branle, & ceux de chaque organe font des vibrations, à l'occaſion deſquelles il naît diverſes idées dans l'eſprit: car chaque battement d'arteres imprime des ſecouſſes dans les nerfs, & leur fait faire des vibrations conformes à la tenſion, où les eſprits qui les rempliſſent les retiennent. Ainſi comme toute vibration d'une corde d'inſtrument tant ſoit peu tenduë, produit quelque ſon ; auſſi ces vibrations des nerfs cauſées pendant le ſommeil, font à l'inſtant entendre le ſon qui leur eſt particulier : & voilà comme ſe font les ſonges, où l'on void & l'on entend mille choſes, qui ne ſont qu'un effet de la mécanique du cerveau, & des loix que nous avons expliquées cy-dessus, de l'union de l'esprit avec le corps.

Je ne prétens pas neanmoins, que les premieres causes de nos songes soient toutes interieures: car quoique l'on dorme alors, cependant un peu de bruit que l'on fait au dessus de nôtre chambre ou à côté, un carosse qui passe dans la ruë, un chat qui miaule sur les goutieres, une souris qui ronge des papiers sur nôtre table, tout cela ne laisse pas de faire impression sur nos oreilles; & quoique cette impression ne suffise pas toujours pour nous reveiller; c'en est assez pour exciter dans le tambour, & ensuite dans les nerfs de l'oüye des vibrations mal soûtenuës, qui font naître un bruit confus: d'où vient qu'on croit souvent en songe entendre un bruit, qui se fait veritablement à l'heure même, & que nous ſongeons quelquefois entendre quelqu'un parler, qui parle effectivement auprés de nôtre lit, & que nous ſommes ſurpris de voir en nous éveillant, diſant encore les mêmes choſes, que nous ſongions l'entendre dire. En un mot, ce qui ſe paſſe la nuit dans nos organes, a tant de raport à ce qui s'y paſſe le jour en preſence des objets, que l'on croit quelquefois n'avoir fait que rêver, ce que l'on a veritablement vû ou entendu, & au contraire avoir vû & entendu ce qui n'a été qu'un ſonge.

Remarquez neanmoins, qu'on peut entendre la nuit en ſonge des ſons, qu'on n'a jamais entendus; car la tenſion des nerfs peut être telle alors, qu'elle n'aura point encore été produite de la ſorte par aucune cauſe exterieure; & par conſéquent ce que les vibrations des nerfs ainſi tendus feront entendre, n'aura encore jamais été entendu. On en doit penſer autant de la vûë, & des autres ſens que de l'ouye.

Il doit auſſi ſe trouver beaucoup d'irregularité dans les ſonges; car comme les differentes ſenſations, que l'on a en dormant, dépendent de la tenſion, où ſe trouvent les nerfs des organes; & que cette tenſion peut varier alors en une infinité de manieres, parce qu'il n'y a point de cauſe au dehors qui la regle ou qui la fixe; ce n'eſt pas une merveille ſi l'on commence quelquefois un ſonge, par entendre une mélodie charmante, qui dégenere bientôt en quelque tumulte effroyable, ou ſi une beauté, qui nous a d'abord frapé l'imagination, ſe transforme dans le moment en quelque choſe d'affreux.

On a vû jusqu'icy, comment on doit entendre un son dans le sommeil, sans ordre ni cadence ; mais il arrive souvent que l'on entend alors des airs aussi suivis, que si on les chantoit effectivement devant nous. C'est cette suite d'impressions, & cet enchaînement surprenant dont il faut à present chercher la mécanique.

CHAPITRE IX.

Comment un ton reveille l'autre, & comment on entend en songe des airs aussi suivis, que si on les chantoit effectivement devant nous.

C'Est icy le lieu de parler des habitudes, qui font la plus grande partie de la Memoire ; mais il est difficile de bien démêler ce qu'on doit entendre icy par habitude, & quel changement aporte l'habitude dans les nerfs des organes.

Un enfant, qui ne ſçauroit former une ſeule lettre, & dont la main tremblante & mal aſſurée, ne ſçauroit marquer un ſeul point juſte ; cet enfant à force de travailler ſe perfectionne & fait bientôt avec ſa plume des traits d'une hardieſſe & d'une legereté ſurprenante, où il met toute la grace, que la proportion donne à l'écriture.

Ce même enfant, qui begayoit à peine deux ou trois mots, ſent bientôt aprés ſa langue qui ſe délie peu à peu, & prononce à la fin tout ce qui lui plaît avec une merveilleuſe facilité.

Il en eſt de même de ce jeune homme, qui ne ſçauroit ſe ſoûtenir, quand ſon maître luy fait faire les premiers pas de la danſe:

peu à peu ſes mouvemens s'adouciſſent & ſe fortifient, & il danſe quelque temps aprés mieux qu'il ne pouvoit l'eſperer luy-même.

En un mot le travail continuel perfectionne tous les exercices du corps, & l'homme le plus peſant auroit pû devenir un ſauteur fort leger, s'il avoit été nourri dans cet uſage. Qu'eſt-ce donc qui fait toutes ces merveilles ? c'eſt l'habitude ; mais entend-t'on ce qu'on dit, en diſant que c'eſt l'habitude ? Si tous ceux qui en parlent veulent être de bonne foy, une bonne partie diront, qu'ils n'y entendent rien, & le reſte qu'ils ne l'ont jamais bien compris ; examinons donc ce que ce peut être que l'habitude, dans la langue pour parler & dans les pieds pour danſer, & ainſi du reſte.

Pour prononcer une ſyllabe, la langue & les lévres doivent faire

faire certains mouvemens, ſans leſquels on ne pourroit jamais la prononcer, & il y en a certaines ſi mal aiſées, que des gens n'arrivent jamais à les prononcer comme il faut; tant les mouvemens des lévres, ou de la langue], necessaires à leur prononciation ſont difficiles à attraper; mais on peut dire que toutes ſont difficiles à un enfant qui n'a pas encore l'uſage de la parole.

La nature luy donne d'abord le ſon de la voix; l'air qu'il rend, aprés l'avoir reſpiré, ſe rompt en ſortant de ſes poumons, & fait un ſon tantôt plus grave, & tantôt plus aigu; mais il faut que la langue & les levres, par une infinité de mouvemens divers, coupent ce ſon, le taillent & le façonnent, pour en faire des ſyllabes & des mots. Semblable au ſon d'un flûte, qui ſeroit toûjours égal & uniforme, ſi les doigts de celuy qui en jouë, ne le modifioient en mille façons, & ne luy donnoient ainſi cette grace, qui charme l'oreille.

La langue d'un homme a en ſoi tous les reſſorts, qui ſont neceſſaires pour luy faire prononcer les mots les plus difficiles de toutes les langues. Sa main a tout ce qui eſt neceſſaire, pour écrire avec grace toutes ſortes de caracteres. Ses pieds ont tous les reſſorts neceſſaires pour bien danſer; mais il luy faut de l'habitude pour toutes ces choſes : & voicy en quoy conſiſte cette habitude.

S'il faut, par exemple, que pour prononcer un mot, la langue ſe ploye en deſſous, pour prononcer la premiere ſyllabe, en deſſus pour la ſeconde, & qu'elle frape du bout contre les dents pour la troiſiéme : voilà trois mouvemens opoſez, qui doivent ſe faire tous trois preſque dans un moment, & par des reſſorts differens, qui agiſſent les uns aprés les autres ſans confuſion, autrement le mot ſera mal prononcé, ou ne le ſera point du tout. Suppoſons qu'un enfant ait d'abord ployé ſa langue en deſſous pour prononcer la premiere ſyllabe; le muſcle, qui ſert à ce mouvement, garde ſon action trop long-temps, & celuy, qui doit enſuite la ployer en deſſus, ne commence pas la ſienne aſſez tôt; le troiſiéme mouvement ne ſe fait pas plus aiſément que le ſecond : ainſi ce n'eſt qu'avec une grande peine & en begayant, que l'enfant acheve de prononcer le mot qu'il a commencé : Cependant en y mettant du temps, la ſeconde ſyllabe vient aprés la premiere, & la troiſiéme aprés la ſeconde; & quand il a prononcé ce mot plusieurs fois de suite, les petits muscles qui servent à sa prononciation, s'accoûtument à se gonfler & à se vuider promptement, & ne s'embarassent plus l'un l'autre dans leur action. Les esprits & le sang qui ne s'y étoient peut-être jamais portez, ou si promptement, ou en si grande quantité, trouvoient d'abord des obstacles par tout, soit par la resistance des muscles mêmes, soit par l'inégalité des routes qu'il falloit applanir ; mais en faisant plusieurs fois le même chemin, ils le rendent libre & aisé : de sorte qu'ils y abondent ensuite au moindre commandement de la volonté, & en sortent de même, enfilant au gré de nos desirs, tous les petits muscles voisins les uns aprés les autres, sans confusion, & donnent ainsi à la langue touge la mobilité, dont elle est capable. Il en eſt de même de la main de l'écrivain, & des pieds du danſeur.

Quand on a pratiqué long-temps un bon, ou un mauvais mouvement, ce n'eſt pas ſans peine qu'on s'accoûtume aprés à ſon contraire ; car les muſcles, qui ont coûtume d'agir dans ce mouvement, preſentent une entrée aiſée & battuë au ſang & aux eſprits qui s'y portent ainſi plûtôt que dans les autres muſcles de la même partie ; & ce n'eſt que par une attention continuelle, qu'on les oblige à enfiler une autre route ; mais à force d'y travailler, on fraye ce nouveau chemin, à meſure que l'autre devient moins aiſé par l'inaction : & voilà comme on ſe fait une habitude contraire à une premiere, où l'on voit qu'il y a d'autant plus de difficulté, qu'il y a plus long-temps que l'on a celle, qu'on veut changer.

Quand on a acquis par l'exercice cette facilité, qui vient peu à peu dans les mouvemens, les esprits se distribuënt ensuite d'eux-mêmes dans les muscles, & remuent ainsi la langue, les pieds & la main de toutes les façons necessaires, pour parler, pour danser, & pour écrire. Il suffit, qu'on veüille prononcer un mot, tout est disposé pour cela, & c'est là, que l'on voit avec plaisir la liaison merveilleuse, que le Créateur a mise, & entretient sans cesse, entre l'esprit & le corps: car si d'un côté les mouvemens des organes sont accompagnez de pensées particulieres à chacun; d'un autre côté, ce que nous voulons dire à quelqu'un ne se presente pas plûtôt à nôtre esprit, que nôtre langue & nos lévres font tous les mouvemens necessaires pour l'énoncer, sans que nous y pensions, & sans que nous connoissions même ni la qualité de ces mouvemens, ni la maniere dont ils se font.

Un homme qui sçait joüer de la basse de viole, ne pense plus à ses doigts, ils deviennent aussi prompts à toucher naturellement, & de suite, toutes les notes de l'air qu'il veut joüer, que l'est sa langue à faire tous les mouvemens necessaires pour le chanter, sans qu'on puisse dire en quoy est la difference.

Quand une fois le sang & les esprits ont leur route libre, & qu'ils peuvent aisément entrer dans un muscle, & en sortir avec la même facilité, les mouvemens de ce muscle sont doux : & voilà en quoy consiste la grace dans les mouvemens du corps.

Dieu a composé le corps de l'homme de ressorts admirables, & propres à executer de grandes choses ; mais les uns sçavent mieux s'en servir que les autres. Ces fameux sauteurs, qui font des tours si surprenans, n'ont point d'autres muscles dans la composition de leurs corps, que le plus lourd de tous les païsans ; ils n'ont peut-être pas tant de force, que luy. Qu'ont-ils donc de particulier ? ils n'ont de plus que le grand usage, & l'exercice continuel, qui leur a montré de quoy est capable une machine telle que le corps de l'homme, quand on en sçait faire joüer tous les ressorts à propos ; mais on n'en vient pas à bout en peu de temps, & il y a des personnes, qui ont naturellement les muscles mieux disposez que les autres, & qui se forment aussi plus aisément en toutes ſortes d'exercices.

Remarquez que quand les muſcles d'une partie ont coûtume de produire un certain mouvement, auſſi-tôt que quelque cauſe y porte les eſprits, ces muſcles produiſent plûtôt ce mouvement que tout autre, parce qu'ayant été pluſieurs fois gonflez de cette façon, ils ſe gonflent encore de même ſans aucune réſiſtance ; mais quand ils ſont venus à ce point là, leur corps, qui n'a pas coûtume de ſouffrir une plus grande dilatation, ne reçoit pas aiſément une plus grande quantité de ſang & d'eſprits ; c'eſt d'où viennent les douleurs que l'on ſent dans les membres qui agiſſent le plus, quand on commence quelque exercice ; mais quand on a une fois dompté cette réſiſtance, & rendu les muſcles obéïſſans à tout ce qu'on demande d'eux, on fait avec beaucoup de grace & de facilité, ce qui coûtoit beaucoup de peine dans les commencemens.

Un homme, qui ſçait bien écrire en caractere commun, peut aiſément en prendre un autre plus grand, ou plus petit, qui aura les mêmes proportions que le premier, & la premiere lettre qu'il écrira reglera toutes les autres : parce que le temps, que l'on employe à tracer un petit caractere, eſt au temps, que l'on employe à en tracer un plus grand, comme le petit caractere eſt au grand : (Supoſé que l'on conduiſe ſa plume également vîte en écrivant l'un & l'autre,) tous les muſcles qui agiſſent dans la formation du petit caractere, agiſſent dans le même ordre, pour former le grand ; mais leur action à chacun dure plus long-temps pour le grand que pour le petit, à proportion que le corps du grand caractere ſurpaſſe celuy du petit; ainſi le petit & le grand ſeront proportionnez en tout, puiſqu'ils ne different que du petit au grand.

Cela fait voir que, quand on commence à écrire d'un certain caractere, on détermine vers les muſcles des doigts & de la main un écoulement d'eſprits, qui ſe faiſant d'une maniere reglée, & ſans diſcontinuer, tout l'Art de l'Ecrivain conſiſte à déterminer cet écoulement d'eſprits, tantôt à paſſer dans un muſcle, & tantôt dans un autre, de maniere que le temps qu'ils ſont en chacun pour décrire un pan d'une lettre, ſoit au temps qu'il faut pour écrire toute la lettre, comme ce pan de lettre eſt à la lettre entiere. Et comme l'on eſt accoûtumé à ſuivre certaines proportions, chacun dans ſon écriture, il ſeroit trés-difficile de changer ces proportions, & d'écrire de maniere, qu'un jambage d'une *m* par exemple fût petit, le ſecond plus grand, le troiſiéme encore plus grand, & ainſi des autres lettres : parce qu'il faudroit pour cela changer l'ordre dans lequel on a coûtume d'envoyer les eſprits dans les doigts, & dans les muſcles qui les remuënt, & comme on eſt plein de proportions de cet ordre, il faudroit une attention extrême pour s'empêcher de les ſuivre : car, quand on commence à écrire, on tâche de ſuivre exactement les preceptes, qu'on donne pour cela ; quand nôtre plume, dont nous ne ſommes pas encore les maîtres, paſſe la meſure, que nous avons dans l'idée, ou qu'elle demeure au deſſous, on s'en fait une eſpece de reproche, qui ne manque pas de ſe réveiller en nous à chaque fois que nous faiſons la lettre où nous avons manqué, & nous y fait aporter plus d'attention ; de ſorte que quand on veut dans la ſuite écrire un peu plus mal qu'on ne ſçait faire, à chaque fois qu'on paſſe les proportions, qu'on a coûtume de donner à ſon écriture, ces condamnations ſecretes ſe font encore dans l'eſprit, & empêchent toûjours un peu que les eſprits ne ſe diſtribuent autrement qu'ils n'ont de coûtume.

Nous avons vû que l'exercice frequent facilite les mouvemens, & la diſtribution des eſprits dans les muſcles, rendant ainſi les parties du corps, qu'on exerce le plus, fléxibles & promptes à executer tout ce que l'eſprit leur demande. C'eſt cette facilité, que l'on ſent en de certains momens, qui nous donne envie de danſer, de chanter ou de joüer de quelque inſtrument, ſuivant que les eſprits & les muſcles ſe trouvent diſpoſez à produire les mouvemens neceſſaires pour cela. Car il faut ſans ceſſe rappeller en ſa Memoire, qu'il ne ſe fait rien dans le corps, même à l'égard des choſes inſenſibles, qui ne ſoit accompagné de quelque ſenſation dans l'eſprit, ſoit de gayeté, de triſteſſe, de deſir, d'averſion, &c.

Au reſte ſi je me ſuis un peu étendu ſur l'habitude, c'eſt que je croi que la Memoire animale n'eſt autre choſe, qu'une habitude dans les nerfs des organes, ſemblable à celle que nous venons d'expliquer dans la langue & dans les doigts. Ce que nous allons examiner dans les nerfs de l'oüye.

Il n'en eſt pas des nerfs des organes, comme des muſcles, qui ſervent à produire quelque mouvement : Les muſcles ont chacun leur fonction particuliere, qui n'eſt autre choſe, qu'un certain mouvement qu'ils font, tantôt plus fort & tantôt plus foible ; tantôt plus prompt, & tantôt plus lent ; ou plus grand, ou plus petit, ſelon qu'ils reçoivent plus ou moins d'eſprits & de ſang, ou qu'ils le reçoivent avec plus ou moins d'impetuoſité ; mais les mêmes nerfs, qui font entendre le ſon d'une cloche, font entendre la voix d'un homme, & le ſon d'une viole ou d'une flûte, & tous les divers tons de ces inſtrumens.

Quand on a pluſieurs fois entendu un même ſon, les nerfs de l'oüye donnent un paſſage libre à la quantité d'eſprits, qui eſt neceſſaire pour les bander d'une maniere propre à recevoir ce ſon. Ainſi quand quelque cauſe determinera les eſprits à couler dans ces nerfs, ils recevront plus aiſément cette quantité ordinaire d'eſprits, que toute autre, & ainſi on entendra encore ce ſon.

Remarquez qu'on parle icy de l'état, où eſt l'homme pendant le ſommeil, où ſes nerfs prennent au hazard les diverſes tenſions qu'ils prennent : car, pendant la veille, cette tenſion eſt reglée par l'impreſſion des objets, comme nous l'avons vû dans le Chapitre VII.

A force d'entendre chanter de belles voix, ou joüer des gens habiles dans les divers genres d'inſtrumens, les nerfs s'accoûtument à recevoir aiſément toutes les diverſes quantitez d'eſprits qui ſont neceſſaires pour les mettre en état de recevoir juſte les impreſſions de tous les tons, que la Muſique employe. L'organe devient flexible, & ne s'arrête ſur rien ; c'eſt de de cette flexibilité d'organes que vient la délicatesse & le goût dans la Musique.

A joindre que comme tout est reglé dans une belle voix, & dans les airs que joüe un habile joüeur d'instrumens, les nerfs s'accoûtument si bien à recevoir les esprits dans la proportion necessaire, pour passer juste d'un ton à l'autre, que s'ils se presentoient en plus grande ou moindre quantité, l'esprit sentiroit aussi-tôt quelque difference, de l'état où ils seroient, avec celuy où ils auroient coûtume d'être; les nerfs mêmes qui n'ont jamais fait de vibrations conformes à cette tension, résisteroient & attendroient que les esprits les remplissent un peu plus ou moins, pour faire des vibrations conformes aux dispositions, que de semblables vibrations repetées mille fois ont laissſées en eux, & voilà d'où vient cette délicateſſe, qui fait qu'un maître diſtingue un faux ton parmi cent joüeurs d'inſtrumens qui joüent enſemble.

D'ailleurs, on peut penſer, que les nerfs réſiſtent toûjours un peu à la tenſion, que les eſprits s'éforçent de leur donner, & qu'il faut une certaine quantité d'eſprits, pour vaincre cette réſiſtance, qui ne les laiſſera point avancer ſans cela; & que cette réſiſtance, ayant été mille fois vaincuë par tous les tons qui ſe trouvent dans les airs de Muſique, ne ſe laiſſe plus vaincre, que par la quantité d'eſprits, qu'il faut pour faire des tons pleins, & tels qu'on a coûtume de les entendre: Et ſi l'on ſupoſe que cette réſiſtance ſe trouve ſeulement au principe des nerfs, on verra que, ſoit que les eſprits ſe preſentent pour y entrer, ou pour en ſortir, cela ſe fera toûjours dans la proportion des tons.

Comme on voit un bâton que l'on fait entrer par un trou qu'il remplit aſſez exactement, il trouve de temps en temps des obſtacles, & il faut une certaine force pour vaincre chacun ; mais la force qu'on y aporte fait qu'une partie du bâton paſſe, avec le point qui étoit arrêté, & ſi on veut le retirer, c'eſt encore de même : de ſorte que l'on a quelquefois beaucoup de peine à l'arrêter préciſement dans le point où l'on veut. De plus, ſi l'on prend garde, que tous les hommes s'accordent ſur la plenitude des tons, & que l'on a naturellement un diſcernement, qui fait ſentir, ſi un ton eſt plein ou s'il ne l'eſt pas ; on doit dire que cette réſiſtance des nerfs eſt naturellement telle, qu'elle ne laiſſe paſſer les eſprits pour y entrer ou pour en ſortir, que dans la proportion qu'il faut, pour faire ſentir des tons juſtes & pleins. On dit que ceux qui ſont nez de cette ſorte, ont de l'oreille, & que les autres n'ent ont pas.

Mais afin qu'on ne croye pas, que cela ſoit ſupoſé *gratis*, il eſt bon de remarquer, que les nerfs de l'oüye ne ſont point en cela differens des autres : car, ſi l'on prend garde, que quand on fait un mouvement de la jambe, ou du bras fort lentement, ce mouvement ne ſe fait point d'une teneur égale & uniforme, mais qu'il ne ſe fait que par des ſecouſſes, qui ſont même aſſez ſenſibles. Si l'on fait reflexion, que nos yeux même, qui ſont ſi mobiles, ne ſçauroient ſe promener de point en point le long d'une ligne; mais qu'ils ſautent de l'un à l'autre, en laiſſant toûjours entre deux quelque partie de la ligne, qui leur échape ; ce qui fait qu'on ne ſçauroit compter une ſuite de petits objets un peu ſerrez, ſans les marquer avec le doigt, ou quelque autre choſe, à meſure qu'on les compte. On verra qu'à l'ouverture de chaque nerf, il y a une eſpece de petit muſcle qui le reſſerre plus ou moins, & qui ne cedant qu'à une certaine force, laiſſe paſſer une certaine quantité d'eſprits, quand il eſt une fois forcé, avant que d'être en état d'arrêter les autres ; ſuivant ce que nous venons de dire des nerfs de l'oüye, où cette quantité eſt celle qui eſt neceſſaire, pour paſſer d'un ton plus grave à un plus aigu, ou au contraire. Cette quantité d'eſprits ainſi reglée, regle la tenſion des nerfs qui n'en prendront pas aiſément un autre, que celle que les esprits ainsi reglez leur donnent, quand ils les remplissent de suite, & qu'ils leur font prendre successivement tous les degrez de tension dont ils sont capables.

Si l'on joint à cela, qu'il y a des tons commensurables les uns aux autres, c'est-à-dire, dont le nombre des vibrations, que chacun fait dans un même temps a des mesures communes, qui par conséquent ne font point de contrecoups dans les nerfs, on verra comment deux tons, ou trois, se peuvent faire entendre en même temps avec plaisir, & sans confusion; parceque, quoique ces tons soient fort differens, cependant la quantité des esprits, que le plus aigu fait couler dans les nerfs, n'empêche point l'impression des autres : au contraire les impressions qu'ils y font, s'ajustant avec la sienne, ne servent qu'à la fortifier, & sont à même temps fortifiées par elle. C'est en cela que consiste la grace des airs, qui se chantent à deux ou à trois parties. Et si pendant le sommeil, une impression plus foible se joint par hazard à une plus forte, elle ne manquera point de faire avec elle, une tierce, une quinte, ou une octave, ou quelque autre accord, qui s'accordera le mieux avec le degré de sa force : parceque sans cela, ces deux impressions, ne quadrant point l'une à l'autre, feroient des contre-coups dans leurs vibrations, qui se détruiroient : & voilà comme on entend quelquefois en songe de fort beaux accords de Musique : mais il arrive aussi fort souvent qu'on entend des airs entiers, & c'est ce que nous avons à expliquer.

Comme les esprits sont sans

ordre & vagabonds pendant la nuit, ils ne se presentent pas long-temps dans la même quantité, ni avec la même force pour s'ouvrir l'entrée des nerfs & les remplir ; c'est ce qui fait qu'on doit incessamment passer d'un ton à un autre, & entendre souvent des airs assez suivis & assez beaux, quand même le hazard seul y travailleroit.

Mais il faut faire icy deux importantes réflexions. La premiere c'est qu'un ton employé en Musique, se chante differemment de ce qu'il feroit, s'il étoit seul, on le passe plus legerement, ou l'on apuye d'avantage dessus, selon qu'il est précedé ou suivi d'une note plûtôt que d'une autre : & comme cette difference se remarque aisément par une oreille délicate, dans une voix flexble, qui, pour passer agréablement d'une note à une

une autre, donne une certaine grace à la premiere, qui ne feroit plus la même, s'il luy falloit lier cette premiere note avec toute autre, on peut penser que cette variation dans une voix flexible, ne vient que, de ce qu'étant toûjours prête à contenter l'oreille; & les nerfs de l'oüye pour monter ou pour décendre du premier ton au second, passant en un moment par certains degrez de tension, qui se font sentir à un esprit délicat, la voix les secondant se ploye & se façonne autrement qu'elle ne feroit, s'l falloit passer de cette premiere note à toute autre. D'où l'on conclud que si les nerfs, aprés s'être bandez pour un certain ton, prennent par hazard ces degrez de tension qui les portent plus aisément à la tension particuliere d'un ton que d'un autre, cette tension suivra la premiere, & ainsi des autres: Voilà pourquoi on entend des airs en dormant, qui sont quelquefois plus beaux, que bien d'autres qu'on a faits exprés pour plaire; parce que la beauté d'un air consistant dans une suite de tons qui seconde la nature, & ces tons suivant infailliblement pendant le sommeil tous les penchans de la nature, il n'est pas étonnant s'ils doivent être tout-à-fait délicats, sur tout s'ils se font dans un organe flexible & délicat.

La seconde reflexion qu'il faut faire, & qui n'est qu'une suite de la premiere; c'est que quand on chante deux notes de suite, l'impression de la premiere sur l'organe n'est pas éteinte en un moment, & empêche ainsi que l'impression de la seconde ne soit d'abord aussi pure qu'elle le seroit, ſi l'air avoit commencé par elle. Il ſe fait donc une eſpece de paſſage de l'une à l'autre, & il y a un inſtant, où l'impreſſion des nerfs participe des vibrations diverſes de la premiere & de la ſeconde en même temps, ſans qu'on puiſſe dire qu'elle ſoit ni l'une ni l'autre ; un eſprit delicat ſent ce paſſage, & c'eſt pour le faciliter qu'on a introduit les ports de voix dans la Muſique. On en doit penſer de même de toutes les notes qui ſe ſuivent.

Deſorte que ſi le premier ton d'un air que nous avons ſouvent entendu, vient par hazard fraper nôtre organe pendant le ſommeil, dans la juſte proportion où il a été autrefois chanté devant nous ; cette proportion, qui comme nous avons vû dans nôtre premiere reflexion, n'eſt point la même, que ſi ce premier ton ſe chantoit devant un autre ton, diſpoſera les eſprits à donner aux nerfs la tenſion neceſſaire pour faire entendre le ſecond, & le troiſiéme aprés le ſecond, ainſi de ſuite ; à joindre que les nerfs eux-mêmes (à force de faire les vibrations propres à chacun de ces tons, & celles qui ſe font dans le paſſage de l'un à l'autre,) ont acquis plus de diſpoſition à recevoir ces vibrations que d'autres, & font par cette diſpoſition, qui eſt dans leur propre ſubſtance, que les eſprits n'y entrent préciſément, qu'autant qu'il en faut pour refaire ces mêmes vibrations, & paſſer ainſi d'un ton à l'autre, ce qui ſe fait même alors avec plus de juſteſſe que pendant la veille.

Car pendant le ſommeil, les moindres diſpoſitions dans l'organe ſuffiſent pour déterminer les eſprits à y entrer d'une façon plûtôt que d'une autre, & à lier ainſi pluſieurs tons de ſuite, dont on ne ſe ſeroit peut-être jamais ſouvenu pendant la veille; parce que ces diſpoſitions dans l'organe ſont ſi peu de choſe, qu'il faut un repos parfait pour qu'elles ſe puiſſent faire ſentir, & que pendant la veille, les ordres que l'eſprit donne à ces mêmes organes, joints aux impreſſions qu'ils reçoivent continuellement du dehors, rendent l'effet de ces diſpoſitions inutile. Où l'on doit remarquer que ces diſpoſitions ne ſont autre choſe, qu'une plus grande facilité dans les nerfs, à faire des vibrations plûtôt que d'autres, & à recevoir les eſprits plûtôt dans une certaine quantité que dans une autre; ce que l'on conçoit aiſément que l'uſage peut leur donner.

Ce qui facilite encore cette ſuite d'impreſſions, qui nous fait entendre un air entier & ſuivi pendant le ſommeil, c'eſt que chaque air a ſa note dominante qui eſt comme le point fixe, d'où toutes les autres ne ſe doivent pas trop éloigner ; ainſi quand les eſprits ſe preſentent d'abord de façon à joüer cet air ſur l'organe, ils n'ont pas tant, ni de ſi grands changemens à faire pour continuër cet air, que pour paſſer à un autre, dont la dominante, & par conſéquent le cours principal des eſprits ſeroit different.

Outre que la délicateſſe dans l'organe, qui vient, comme il eſt dit cy-deſſus, de ce que les nerfs ne reçoivent les eſprits que dans les proportions juſtes pour paſſer d'un ton à un autre, ne ſert pas peu à lier les impreſſions de nos ſonges ; mais les vibrations intermediaires qui ſont composées de celles de deux tons qui ſe ſuivent, y contribuënt plus que toute autre choſe ; car comme elles commencent naturellement par les unes, elles doivent auſſi naturellement finir par celles qui ont aporté du changement dans les premieres, & faire ainſi une liaiſon merveilleuſe de tous les tons que l'on entend.

Les paroles d'un air aident encore beaucoup cet enchaînement mécanique ; car quand on chante pluſieurs paroles de ſuite, chaque mot ne ſe prononce point comme s'il étoit ſuivi d'un autre, ni chaque ſyllabe d'un mot, comme ſi elle étoit devant une autre ſyllabe ; ce qui fait que quand nous entendons quelqu'un commencer un diſcours, ou prononcer la premiere ſylllabe d'un mot que nous ſçavons, nôtre eſprit le previent, & nous voyons comme il va finir; parce que le ton dont il a commencé, diſpoſe les organes à recevoir les impreſſions de ce qui doit ſuivre, & cette diſpoſition porte l'eſprit plus loin que l'impreſſion. Mais quand un air, ou un diſcours commence préciſément par les mêmes notes, ou par les mêmes mots qu'un autre que nous ſçavons auſſi, l'organe peut lier d'avance la premiere impreſſion avec une autre qui ne la va pas ſuivre, & nous faire ainſi prendre le change, ce qui arrive ordinairement. D'où vient cela? ſi ce n'eſt que les vibrations que chaque ſyllabe ainſi prononcée excite dans les nerfs, les diſpoſe à faire les vibrations que la ſuivante y doit exciter, & en avertit ainſi l'eſprit; car pour que l'impreſſion d'une ſyllabe prononcée, comme elle le doit être devant une autre, ſe pût lier avec l'impreſſion que feroit toute autre ſyllabe, & ſe combiner naturellement avec elle en finiſſant, il faudroit qu'elle eût été d'abord ou plus élevée ou plus adoucie, ſelon le caractere de prononciation que donne une ſyllabe qui ſuit, à celle qui la precede immediatement. N'eſt-ce pas de là que vient la quantité des ſyllabes, qui fait une partie des langues? & puiſque cette difference dans la prononciation des ſyllabes eſt ſi ſenſible, que ſera-ce, ſi on la conſidere dans l'impreſſion qu'elles font ſur les organes, où l'on paſſe du plus au moins par une infinité de degrez?

C'eſt encore de là que vient la grace dans la Muſique, la prononciation & la déclamation; parce qu'aprés certains tons, les nerfs ſe trouvent diſpoſez à prendre une tenſion plûtôt que l'autre, d'autant que les vibrations qu'ils font, peuvent plus aiſément ſe combiner avec celles de cette tenſion, qu'avec d'autres, pour faire cet inſtant de paſſage dont nous avons parlé, qui ſe trouve toûjours entre deux tons qui ſe ſuivent. C'eſt cette diſpoſition qui ſe trouve dans l'organe qui le fait paſſer plus aiſément d'un ton à un autre; & c'eſt là ce qui fait le *je ne ſçay quoy* qu'on ne ſçauroit exprimer & qu'on apelle goût: car plus un homme a les organes flexibles & délicats, il ſent mieux qu'un autre la facilité ou la peine qu'a l'organe à paſſer ſucceſſivement d'une tenſion à une autre; c'eſt dans cette délicateſſe d'organes, que conſiſte le goût pour la Muſique, pour la Poëſie, pour la Peinture, & pour tout ce qu'on peut apeller beau & délicat.

Voicy donc en deux mots en quoi consiste la mécanique, qui nous doit faire entendre un air de suite en dormant. Les nerfs de l'oüye, ayant été autrefois mûs d'une façon qui a produit en eux la tension necessaire pour faire entendre un certain ton, si cette tension a été suivie d'une autre, qu'un ton different y aura excitée immediatement aprés ; il s'est fait des vibrations intermediaires entre ces deux impressions, qui étant composées de la premiere & de la seconde, renaîtront encore dans l'organe lorsque la premiere s'y trouvera, & que quelque cause viendra la changer ; & comme ce passage suit naturellement la premiere tension, il est suivi naturellement de la seconde, & forme ainsi une liaiſon admirable entre tout ce que nous entendons de ſuite.

Juſqu'icy nous avons vû en quoi le cerveau contribuë à la liaiſon, & à la ſuite de nos ſonges ; j'ajoûterai à cette mécanique, que l'eſprit n'y ſert pas peu : car quoi qu'il ne faſſe pas alors ſes fonctions librement, & que le corps agiſſe preſque ſeul ; cependant les premieres impreſſions qui le reveillent, luy rapellent à même temps, les raports qu'il a faits autrefois d'un ton avec un autre, & les confrontant encore en quelque façon, il fait que les nerfs paſſent plus juſte d'une tenſion à l'autre : Ce paſſage ſe reveillant par la comparaiſon que l'eſprit fait de ces tons enſemble, quoi que fort imparfaite, ſuivant la Loy de l'union de l'eſprit avec le corps, qui établit un commerce égal & reciproque entre ces deux parties.

Ceci joint avec ce que nous venons de voir des dispositions que les impressions réïterées laissent dans les organes, ne laisse pas beaucoup d'obscurité dans l'explication de nos songes ; & l'on connoît assez à present comment un ton reveille l'autre naturellement, soit que l'on dorme ou que l'on veille.

CHAPITRE X.

Que l'on doit dire la même chose de la Vûë & des autres sens, que de l'Oüye.

SI ce que je viens de dire des sons & de l'oüye, ne se pouvoit pas dire également des autres sens & de leurs objets, ce seroit un sujet de douter de la verité de l'explication qu'on en a donnée juſqu'icy ; mais il n'y a point d'autre difference entre eux, que celle qui ſe prend de leurs objets, ſuivant laquelle les uns ſont pour faire aperçevoir les couleurs : les autres pour le goût ; les uns pour les odeurs, les autres pour les ſons, & les autres pour nous faire ſentir du plaiſir ou de la douleur, à l'occaſion des corps qui touchent le nôtre exterieurement ou interieurement, en quelque façon que ce ſoit.

Mais tous ſont ſemblables, en ce que c'eſt par le moyen des nerfs que ſe font toutes nos ſenſations, & en ce qu'ils ne nous font aperçevoir differens objets, & ne nous donnent des ſenſations differentes chacun dans leur genre, que par la diverſité des mouvemens ou vibrations que les objets impriment en eux.

Ainſi les objets du toucher remüent les nerfs durement ou delicatement, & cauſent ainſi de la douleur ou du plaiſir.

Les vins & les viandes remuënt auſſi les nerfs de la langue chacun à leur maniere, ſelon la diverſité de figure & de mouvemens qui ſe trouve dans leurs parties, & produiſent ainſi la diverſité des goûts.

L'odorat conſiſte, comme tous les autres, dans des vibrations & des mouvemens divers excitez par les parties volatiles de ſes objets aux extrêmitez des nerfs, & portez juſqu'à leur origine.

Mais il ne paroît pas d'abord qu'il en ſoit de même de la vûë; car perſonne n'ignore que les objets de l'oüye, de l'odorat, du goût, & du toucher, ne ſoient en mouvement quand ils ſe font aperçevoir, qu'ainſi ils peuvent aiſément exciter des vibrations dans les nerfs des organes ; mais les objets de la vûë ſont le plus ſouvent en repos, & l'on ne voit pas mieux un cheval qui court fort vîte, que quand il eſt arrêté.

Neanmoins ſi l'on conſidere qu'il n'y a point de couleurs ſans qu'il y ait un corps lumineux qui éclaire ceux qui paroiſſent colorez ; on verra que tout corps lumineux n'étant qu'un aſſemblage de parties muës trés-rapidement, leur mouvement ſe communique tout autour à une matiere, qui s'étend ſans interruption depuis ce corps juſqu'à nous ; & toutes les vibrations de cette matiere agiſſant ſur le fond de nos yeux, diſpoſent les filets des optiques à prendre une tenſion, qui les met en état de faire des vibrations toutes ſemblables par la mécanique qui eſt expli-

quée

quée cy-dessus, en parlant de la maniere dont le tambour & les nerfs de l'oüye reçoivent les impressions de leurs objets.

D'ailleurs on doit penser que toutes les couleurs n'étant que la lumiere modifiée de differentes manieres, elles ne consistent toutes que dans des vibrations differentes de celles qui sont produites par le corps lumineux, & cette difference dans les vibrations de la lumiere, lorsqu'elle rejaillit de dessus un corps coloré, dépend entierement du different ressort des parties insensibles dont ce corps est tissu, & de leur délicatesse, par le moyen dequoi tantôt il absorbe tout entier le mouvement de la lumiere, & tantôt le renvoye & le reflêchit, avec des vibrations plus ou moins vives & frequentes, selon que les petites parties qui entrent dans la composition de ce corps, ont plus ou moins de ressort.

Cela étant il n'est pas difficile de concevoir que la lumiere ainsi reflêchie dispose les nerfs optiques à faire des vibrations semblables aux siennes (soit qu'elle vienne directement du corps lumineux, ou qu'elle rejaillisse de dessus un corps dur) & fasse ainsi aperçevoir tantôt une flâme, & tantôt des couleurs differentes.

J'ajoûteray seulement, que comme c'est la differente tension des nerfs qui regle leurs vibrations, & la sensation qui les accompagne ; de quelque maniere que les nerfs d'une organe soient tendus, ils feront toûjours quelques vibrations, si quelque cause les agite, & feront naître une sensation dans l'ame conforme à leur objet. Ainsi chaque mouvement des nerfs de la langue excitera quelque goût, & si les optiques sont remuez, on verra quelque couleur, ainsi du reste. En quoi l'on ne sçauroit trop admirer la sagesse infinie de l'Auteur de la nature, qui se sert de moyens uniformes, tels que sont les mouvemens divers des nerfs dont il a tissu nos organes, pour nous faire aperçevoir une infinité de choses differentes ; diversifiant les idées qu'il met dans nôtre esprit, à l'occasion des impressions que les objets font sur nos sens, à mesure qu'il se trouve la moindre difference dans le nombre, la force, ou la vitesse des vibrations, que ces mêmes objets excitent dans leurs organes.

Si chacun de nos sens agissoit seul dans nos songes, on auroit satisfait à la plûpart des difficultez que l'on peut former sur ce sujet. Mais quand un son nous frape en dormant, ou que nous croyons entendre chanter un air, il nous ſemble ſouvent voir tout enſemble les perſonnes avec qui nous étions, quand nous l'avons veritablement entendu chanter ; nous trouver dans l'endroit où nous étions, & faire ce que nous faiſions. C'eſt à quoy il faut tâcher à preſent de ſatisfaire, en faiſant voir comment un de nos ſens reveille l'autre.

CHAPITRE XI.

Comment un de nos ſens reveille l'autre.

SI l'on prend garde qu'il eſt rare qu'un de nos ſens agiſſe ſeul, & que pour l'ordinaire ils agiſſent pluſieurs enſemble ; ſi l'on conſidere de plus que ce ſont les mêmes eſprits, qui rempliſſent ſans interruption tous les nerfs des differens organes de nos ſens: Comme c'eſt le même ſang qui remplit toutes nos veines & nos arteres, on comprendra aiſément que quand on voit danſer un ou pluſieurs danſeurs, au ſon de quelques inſtrumens, tous les nerfs de l'oüye & des yeux, & peut-être de tout le corps, prennent une diſpoſition toute autre qu'ils n'auroient, ſi chacun de ces ſens agiſſoit ſeul, c'eſt-à-dire ſi l'on voyoit danſer ſans entendre d'inſtrumens, ou ſi l'on entendoit des inſtrumens ſans voir danſer. Car tous nos nerfs ſe confondant enſemble dans leur principe, ce principe des nerfs où ils aportent tous chacun une impreſſion particuliere, doit neceſſairement prendre un mouvement composé, qui s'accommode autant qu'il ſe pourra, à toutes les impreſſions qu'il reçoit ; mais qui tient toûjours de l'une plus que de l'autre, ſelon que l'eſprit fortifie l'une plus que l'autre, par l'attention qu'il y donne, ſuivant les loix de l'union qui eſt entre l'eſprit & le corps. Cela bien entendu, il eſt aiſé de voir que ſi quelque cauſe fait renaître pendant le ſommeil à l'origine des nerfs le même mouvement composé, qui y a été autrefois quand nous avons vû danſer au ſon de ces inſtrumens : Cette agitation que le hazard fera naître dans les eſprits & dans le principe des nerfs, ſe communiquant plus loin vers leurs extrêmitez, rendra à ſon tour aux nerfs de chaque organe, ce qu'elle aura autrefois reçû d'eux, pour parvenir à cette compoſition de mouvement ; ainſi les optiques ſeront agitez comme ils l'étoient, quand on danſoit devant nous, & les nerfs de l'oüye feront les vibrations, que les inſtrumens leur faiſoient faire. On verra donc non-ſeulement danſer les mêmes perſonnes, mais on entendra auſſi les mêmes inſtrumens.

Sur quoy il eſt bon de remarquer que les impreſſions que nous recevons à même temps par differens organes, ne trouvent pas toutes la même facilité à produire à l'origine des nerfs, une agitation composée qui réponde bien à leurs divers mouvemens; mais quand l'impreſſion qui ſe fait par les yeux, a quelque raport à celle qui ſe fait par les oreilles; comme l'impreſſion que font les mouvemens d'un danſeur, avec celles que font les inſtrumens, au ſon deſquels il danſe, & dont il ſuit exactement la mesure : alors l'agitation composée qui naît dans le principe des nerfs, loin de se détruire par aucun contre-coup, se fortifie par la chûte & l'accord des impressions, & dispose ainsi tous les nerfs à verser les esprits dans les muscles de tout le corps, d'une maniere propre à luy faire faire des mouvemens, qui quadrant avec ces mêmes impressions, serviroient à les fortifier encore davantage, & c'est là d'où nous vient cette envie naturelle de danser ou de chanter, quand nous voyons quelqu'un qui danse ou qui chante bien, suivant cette Loy, que l'écoulement des esprits dans nos muscles, d'une maniere propre à les disposer à de certains mouvemens, fait aussi-tôt naître dans l'esprit, l'envie de faire ces mêmes mouvemens, que nous faisons déja, pour ainsi parler,

en

en petit, & d'une maniere preſque imperceptible ; ſi bien que l'on ſent veritablement cet écoulement des eſprits, que l'impreſſion des organes regle & diſtribuë conformément à leurs vibrations. Et voilà l'imitation que ſupoſe un grand Philoſophe, comme un principe dont il ne donne point de cauſe.

L'agitation composée, qui reſulte dans le principe des nerfs, de l'impreſſion differente qu'y aportent à même temps les nerfs de deux organes differens, ne ſe renferme pas précisément dans ce principe ; mais elle gagne le plus loin qu'il luy eſt poſſible, ſur les nerfs des mêmes organes qui l'obligent à prendre ce mouvement composé ; ſi bien que les nerfs de l'oüye participent toûjours un peu des vibrations qui ſe font à même temps dans les optiques ;

ainſi quand ils ſeront par hazard agitez & remuez, en la même maniere préciſément qu'ils l'ont été, aprés que les nerfs des yeux ont aporté ce changement dans leurs vibrations ; ils feront neceſſairement renaître au principe des nerfs, & de là dans les optiques, les mêmes vibrations qui y étoient, lors que pour s'accommoder avec elles, ils ont été contraints de changer un peu les leurs. Ainſi ſoit que l'agitation commence par le principe des nerfs, ou par ceux d'un ſeul organe, elle doit toûjours reveiller dans les autres les vibrations, avec leſquelles elle ſe ſera autrefois combinée, & qui l'auront determinée à être préciſément telle.

On concluë de tout ceci, que quand les nerfs de l'oüye ſont remuez par la mécanique cy-deſſus expliquée de la maniere qu'il faut pour nous faire entendre un certain air, ou quelques vers que nous avons entendu chanter en quelque endroit, par une personne avec qui nous étions : comme les nerfs de nos yeux sont à même temps agitez par les esprits, ils doivent necessairement prendre une tension & faire des vibrations, qui puissent s'accommoder le plus aisément qu'il sera possible avec celles qui se font déja dans les nerfs de l'oüye : or de toutes les tensions qu'ils pourroient prendre, il n'y en a point qui doive s'accommoder si aisément avec celle qui est dans les nerfs de l'oüye, & faire des vibrations qui quadrent mieux aux leurs, que celle qui a déja été liée avec elle ; parce que les nerfs qui ont déja fait des mouvemens composez de ces impressions, ont conservé plus de disposition pour faire encore ces mêmes mouvemens que d'autres ; ainsi on verra la même personne avec qui on étoit, & le même lieu où l'on étoit, quand on a entendu chanter cet air pendant la veille.

Je dis donc que tous les nerfs de nos organes sont liez les uns avec les autres, comme autant de filets d'une toile d'araignée, qui communiquent tous au centre de la toile : desorte que nos nerfs étant ainsi liez les uns avec les autres, on ne peut en remuër un d'une maniere, que tous les autres ne se meuvent à même temps, de la façon la plus conforme au mouvement de celuy qui les mettra en branle ; & si l'on en remuë deux ou trois en diverses façons, les mouvemens de chacun communiquant quelque chose aux autres, il se fera ſur tout au centre un mouvement composé, qui participera plus ou moins de chacun des autres, ſelon que les impreſſions de chacun ſeront plus ou moins fortes ; & c'eſt ce mouvement composé qui diſpoſe un organe à ſe reveiller avec un autre, en les remuant chacun d'une façon conforme à l'entretenir luy-même dans ſa compoſition, c'eſt-à-dire, de la maniere qu'ils étoient mûs chacun, quand ils produiront au centre ce même mouvement composé, ou un ſemblable.

Mais pour confirmer tout ce que nous venons de dire de la mécanique de nos organes, qui eſt à peu prés la même que dans les autres animaux, excepté qu'ils les ont ſouvent beaucoup plus délicats que nous : voyons ſi nous pourrions expliquer dans nos principes comment on apprend à un Sanſonnet à ſifler un air d'Opera.

CHAPITRE XII.

Comment on inſtruit les animaux, comme Chiens, Chevaux, Oiſeaux, & tout ce qui a quelque docilité.

SI nous faiſons voir comment on aprend à un Serin, ou à un Sanſonnet à fiſler un air d'Opera, on n'aura pas de peine à concevoir aprés, en quoi conſiſte la docilité des autres animaux. Quand on veut donc inſtruire un Sanſonnet ou un Serin, on repete ſans ceſſe auprés de lui l'air qu'on veut lui aprendre. Chaque ton de cet air met les eſprits en agitation & diſpoſe les nerfs à les verſer, comme par autant de ſecouſſes, dans les muſcles, où leurs filets vont ſe confondre d'une maniere entierement conforme aux mouvemens que les tons de cet air impriment dans les organes : c'eſt pourquoi les petits muſcles de cet oiſeau, qui ſe trouvent capables de ſuivre ces impreſſions, ne manqueront pas à ſe mouvoir d'une maniere conforme à l'écoulement qui ſe fait alors des eſprits dans leur ſubſtance ; un ton plus fort les fera donc ſe gonfler d'avantage, & un ton plus doux les gonflera moins.

Or ſi l'on prend garde que les organes de l'oüye, & ceux de la voix ſont faits l'un pour l'autre, on verra que ſi les nerfs de l'oüye reçoivent aiſément toutes les impreſſions que la voix fait ſur eux, de même les muſcles qui ſervent à produire & à former la voix, doivent aussi aisément suivre les impressions qui se font en eux, par le moyen des esprits, dont l'écoulement vers eux est reglé par les impressions, que les nerfs de l'oüye reçoivent des divers tons qu'ils font entendre, & qui les agitent; car à chaque fois que ces nerfs sont frapez par un ton plus ou moins grave ou aigu, ils font couler de tous côtez les esprits dont ils sont pleins, avec plus ou moins de vîtesse, & disposent ainsi les muscles, qui servent à produire la voix, à se mouvoir de maniere, qu'ils produiroient infailliblement un son semblable à celuy que l'on entend, si l'on avoit toûjours le gosier assez souple & les muscles assez dispos, pour suivre toutes ces impressions, dans la justesse de leurs proportions. Personne ne peut douter de cet écoulement des esprits dans les muſcles du goſier, s'il fait reflexion que quand on entend une belle voix, on ſent ſon goſier faire de petits mouvemens, qui feroient preſque croire qu'on n'a qu'à vouloir chanter, & qu'on va imiter parfaitement tout ce qu'il y a de plus beau dans la voix que l'on entend, mais ſi l'on en veut venir à l'épreuve, on reconnoît bientôt qu'on s'eſt trompé, & le goſier ne ſuit pas comme on veut, les impreſſions qu'il reçoit.

Il n'en eſt pas de même du Serin & du Sanſonnet, dont le goſier flexible ſuit merveilleuſement toutes les impreſſions, que l'air qu'on ſifle auprés d'eux fait ſur leurs oreilles, & enſuite ſur lui-même par l'écoulement des eſprits, que les vibrations qui ſe font dans le cerveau, y font couler avec une juſteſſe ſurprenante.

Cependant leur gosier & les muscles qui le font mouvoir, n'acquierent pas tout d'un coup cette facilité, qui le fait suivre les moindres impressions, il faut vaincre d'abord le peu de résistance qui peut venir, ou de la substance même des parties, ou de quelque disposition contraire; mais à force de repeter le même air, à chaque fois qu'ils le repetent leur gosier acquiert un peu plus de facilité, & enfin devient si souple à l'égard de ces mouvemens, qu'il les fait plus aisément que ceux qui luy étoient naturels auparavant; parce que acquerant plus de flexibilité d'un certain sens, il perd celle qu'il avoit en un autre, semblable à une lame d'épée qui faussoit d'abord plus d'un côté, que de l'autre; mais qui à force de la ployer sur son côté le plus roide, s'est amolie de ce côté-là, & fausse ensuite plus de ce sens là que de l'autre.

Un Sansonnet ou un Serin ainsi instruit ne manquera pas de sifler un des airs qu'on luy aura apris, quand quelque cause agitera ses esprits plus vivement qu'à l'ordinaire ; car le premier écoulement des esprits qui se fera dans les muscles de son gosier, ne manquera pas de lui faire faire un des mouvemens qui lui sera le plus familier, & pour lequel il aura le plus de disposition, & quand il aura une fois siflé le premier ton d'un air, le reste suivra par l'enchaînement mécanique expliqué cy-dessus.

En voilà assez ce me semble pour ce qui regarde la Memoire animale : il faut à present dire quelque chose de la Memoire libre.

CHAPITRE XIII.

De la Memoire libre.

APrés tout ce que nous avons dit de la Memoire necessaire ou animale ; il est aisé de concevoir ce que c'est que la Memoire libre, dont il faut expliquer d'abord la nature, ce qui sera le sujet de ce Chapitre ; & nous verrons dans le suivant, ce qui sert à rendre la Memoire bonne.

La Memoire libre n'est autre chose, que cette faculté qui est en nous, de rapeller à nôtre esprit ce que nous avons vû autrefois, reconnoissant à même temps, que ce qui se presente ainsi à nous, nous est familier & connu, ou qu'il a du moins quelqu'autrefois frapé nôtre eſprit.

Pour ſçavoir comment ſe fait cette Memoire, il faut repeter ce que nous avons déja dit pluſieurs fois, qu'à l'occaſion de chaque penſée de l'eſprit, il ſe fait dans les organes un mouvement particulier à cette penſée ; & qu'à l'occaſion de chaque mouvement des organes, il naît dans l'eſprit une penſée particuliere à ce mouvement.

Cela poſé, lorſque l'eſprit eſt frapé de quelque idée, que le mouvement des organes lui donne par haſard, s'il y a quelque choſe qui l'inquiete & qu'il déſire ſçavoir au ſujet de cette idée : cette inquietude de l'ame eſt accompagnée d'un mouvement vagabond des eſprits, qui flottant ſans ceſſe dans le cerveau, font prendre aux nerfs qu'ils rempliſſent, mille tenſions differentes, juſqu'à ce que celle qui doit re-preſenter à l'eſprit ce qu'il cher-che, le frape, & l'avertiſſe, que ce qui l'inquiete eſt trouvé.

Cet empire de l'eſprit ſur les organes des ſens, ſert beaucoup à lier les impreſſions qui s'y font, & à empêcher qu'elles ne ſe con-fondent ſi aiſément; car plus ſa pénétration eſt grande, il conſi-dere en chaque ſenſation quan-tité de raports qui ſe preſentent naturellement à luy, auſſi-tôt que quelqu'un des objets qu'il a au-trefois comparez enſemble, vient fraper ſon imagination; car la preſence de cet objet le portera à conſiderer avec quelles choſes il l'a autrefois comparé. Pendant qu'il cherche ainſi, il remuë les nerfs des organes en mille façons, juſqu'à ce qu'ils reprennent une des vibrations qui ſe ſont autre-fois combinées avec celles qui ont rapellé par hazard ce premier objet en ſa memoire. C'eſt ainſi qu'à force d'y penſer, on ſe ſouvient avec qui l'on étoit quand on a vû ou entendu quelque choſe, dans quel endroit & dans quelle ſituation on étoit, ce que l'on diſoit, & ce que l'on faiſoit alors.

Quand on voit une choſe pour la premiere fois, l'eſprit aprés avoir donné aux nerfs tous les mouvemens imaginables, & aucun de ces mouvemens ne lui découvrant qu'il ait jamais comparé cet objet avec un autre, il juge que c'eſt là la premiere fois qu'il l'aperçoit. A joindre que le plus ou moins de diſpoſition, qu'ont les nerfs des organes à recevoir l'impreſſion des objets, fait d'abord ſentir à l'eſprit, ſi ces objets luy ſont nouveaux ou non.

On voit que la Memoire libre

n'apartient au corps, qu'en tant qu'il fait par hazard naître dans l'eſprit quelques idées de choſes, qu'il a aperçûës autrefois : enſuite l'eſprit ſe ſert de ces idées, pour en reveiller une infinité d'autres, avec leſquelles il a autrefois comparé celles-cy. L'eſprit ſeul raiſonne, l'eſprit ſeul peut voir les differens raports des choſes, dont les ſens luy preſentent ſeulement les idées, comme une matiere ſur laquelle il puiſſe exercer ſa vivacité, & la juſteſſe de ſa raiſon.

CHAPITRE

CHAPITRE XIV.

Ce qui ſert à rendre la Memoire bonne.

PUiſque c'eſt par le moyen des raports, que l'eſprit remarque entre les objets de ſa connoiſſance ; qu'il peut enſuite ſe ſervir des premiers qui ſe preſentent à luy, pour retrouver ceux avec leſquels il les a autrefois comparez : il eſt certain que plus on remarquera de circonſtances en chaque ſujet, il ſera plus aiſé de s'en ſouvenir : ainſi on conſiderera dans un concert, par exemple, à quelle heure on l'entend, en quel endroit, par qui il eſt executé, s'il a duré longtemps, quelle paſſion il a excité en nous, ce que l'on avoit devant ou derriere ſoy, quel jugement un voiſin en a fait, & une infinité d'autres circonſtances que l'eſprit ſeul eſt capable de raſſembler; car de cette maniere, il lie tellement les impreſſions des choſes, qu'il voit en même temps, les unes avec les autres, que la premiere qui renaîtra par hazard dans les organes, ſera toûjours accompagnée de quelqu'une des autres, & c'en eſt aſſez pour donner occaſion à l'eſprit de découvrir le reſte quand il luy plaît.

Quand on veut aprendre par Memoire un diſcours composé dans une langue qu'on n'entend pas, il faut le prononcer de ſuite & le lire pluſieurs fois, bien remarquer la place que tient chaque mot dans une ligne, & chaque ligne dans la page où elle eſt, & toutes les autres circonſtances qui ſe preſenteront à l'eſprit ; car il ſe fait ainſi une ſuite d'impreſſions, qui ſe réveillant l'une l'autre aident la Memoire.

Mais quand on entend la langue dans laquelle eſt composé un diſcours que l'on veut aprendre, il faut d'abord en bien penetrer le ſens, & s'en faire un plan net & clair ; car alors ſi les impreſſions qu'il a fait dans le cerveau, ne ſe reveillent pas juſte par la mécanique des organes, l'eſprit qui ſçait le ſens de ce qu'il cherche, ne prend pas le change, & ne ceſſe de tourmenter, pour ainſi dire, le principe des nerfs, juſqu'à ce qu'il ait pris la diſpoſition qu'il faut, pour luy repreſenter le mot qu'il cherche.

D'ailleurs comme la Memoire dépend ſur tout de la liaiſon des impreſſions, qui ſe font ſucceſſivement ou à même temps dans nos organes ; & cette liaiſon demandant une extrême flexibilité dans les nerfs pour être parfaite ; & pour qu'il y demeure quelque disposition à refaire les mêmes mouvemens, il est aisé de voir que cette flexibilité s'acquerant par l'exercice, plus on exerce la Memoire, elle devient meilleure.

CHAPITRE XV.

Comment on distingue le present, & le passé, & de quelle mesure on se sert pour mesurer celuy-cy.

NOus connoissons le present par des impressions qui se font en nous, que nous ne sommes pas maîtres d'empêcher ni de changer, comme il nous plaît.

Nous connoissons qu'une chose est passée, parce que l'idée que nous en avons n'est point liée avec celles qui agiſſent actuellement ſur nous, & que nous la rejettons aiſément, pour nous attacher à ce qui eſt preſent; au lieu que ce qui eſt preſent agit avec tant de force ſur l'eſprit, que quelque aplication qu'on puiſſe avoir à toute autre choſe, il cauſe toûjours de grandes diſtractions.

On ſe ſert des idées du paſſé, pour en meſurer la durée, attribuant un certain temps à chacune des choſes que l'on a faites: car ſi un homme oublioit tout-d'un coup tout ce qu'il auroit vû, fait, dit, ou penſé pendant trois ou quatre ans, ces trois ou quatre ans ſeroient par raport à cet homme, comme un inſtant qui ne laiſſeroit aucun vuide entre les impreſſions qui auroient precedé ce temps, & celles qui l'auroient ſuivi immediatement.

On connoît donc qu'une chose qui nous frape l'imagination a déja été dans nôtre esprit, parce que l'impression qu'elle fait sur nos organes, y trouve quelque disposition à la recevoir, qu'une impression nouvelle n'y trouve point, & l'on connoît que l'on a vû cette chose dans un autre endroit ou en d'autres circonstances; parce que son impression reveille dans l'organe d'autres impressions qui ne se font point alors en nous par aucune cause exterieure, & avec lesquelles elle est si bien liée, que l'une ne sçauroit être sans l'autre.

On connoît qu'une chose est passée devant une autre, par l'attention que l'on fait au temps, & au lieu où l'on fait chaque action de sa vie. D'ailleurs les dernieres impressions laissant ordinairement dans les organes plus de disposition à les recevoir que celles qui ſes ont précedées, ce plus ou moins de diſpoſition dans les organes fait connoître aiſément la ſuite des ſituations principales où l'on s'eſt trouvé dans le monde, & ces états differens ſont comme autant d'époques, qui nous aident à attribuer plus juſte les choſes que nous nous ſouvenons d'avoir faites, au temps où nous les avons faites, par le moyen des circonſtances que nous trouvons liées avec les impreſſions qui s'en reveillent en nous. Car ſi l'on y prend garde, on trouvera que quand on ſe ſouvient d'avoir fait une certaine choſe, on ſe ſouvient de la perſonne qui y avoit part, de celle pour qui ou contre qui on la faiſoit, ſi l'on étoit encore écolier, ou quelle Charge on poſſedoit alors; car toutes ces circonſtances ſont ſouvent de l'eſſence d'une action: ainſi un Juge qui se souvient d'avoir partagé les opinions à l'Audience en faveur d'une personne qui mourut bientôt aprés ; trouve premierement qu'il étoit déja en Charge quand il a fait cette action : & pensant ensuite que celui pour qui il l'a faite, est mort depuis dix ou quinze ans, il voit combien il y a de temps que cela est passé.

On voit bien que cette regle ne peut jamais être fort juste, si l'on ne se sert que de sa pensée pour en juger ; & si quelqu'un étoit depuis trente ans dans la même Charge, suivant le même train de vie, avec le même domestique, dans la même maison, lié avec les mêmes personnes, sans avoir fait de nouvelles connoissances, & sans en avoir perdu de ses anciennes, le Corps ou la Compagnie où il auroit sa Charge,

charge, toûjours remplie des mêmes Officiers ; cet homme là auroit bien de la peine à trouver des Epoques qui pussent servir à luy faire connoître parmi le grand nombre de choses qu'il auroit faites, ou qui luy seroient arrivées pendant ces trente ans, lesquelles auroient precedé les autres ; & s'il le pouvoit reconnoître en quelques-unes des premieres ou des dernieres qui luy seroient arrivées, toutes les autres demeureroient pour luy dans une grande confusion, & il n'y auroit que ses Memoires qui pussent l'assurer de quelque chose là-dessus.

Au reste nous ne distinguons ainsi les temps que parce que nous ne sçaurions penser à deux choses à la fois avec la même attention, ce qui vient du peu d'étenduë de l'esprit humain qui ne peut jamais avoir qu'un seul point de vûë à même temps, dont on puisse dire qu'il soit veritablement occupé ; semblable en cela à la vûë, qui ne peut jamais se fixer que sur un seul point, sans qu'elle puisse en embrasser plusieurs ensemble, & ne voit le reste que confusement.

C'est pourquoy je suis persuadé que si nous avions une connoissance si étenduë que nous pussions penser à tout en même temps avec une application également forte & sans aucun partage d'attention, nous ne connoîtrions point de passé, & tout nous seroit également present ; tous les temps même nous paroîtroient comme un instant où nous rapporterions toutes choses ; mais il faudroit pour cela avoir une connoissance infinie, & c'est l'idée qu'on doit avoir de Dieu.

Je pourrois icy m'étendre davantage ; mais je me contente de donner des principes que l'on pourra ſuivre, & pouſſer ſoy-même auſſi loin que l'on voudra, & peut être avec beaucoup plus de ſuccez que je ne pourrois faire; & d'ailleurs, il eſt temps de finir un Traité, dont la matiere abſtraite eſt aſſez capable d'ennuier d'elle-même, ſans luy donner encore une longueur qui la rende plus dégoutante.

Je voudrois même avoir pû étendre, moins que je n'ay fait, quelques-uns des Chapitres précedents; mais comme ils traittent de choſes fort délicates, & qui ſont le fondement principal de la Memoire, il a fallu s'y arrêter davantage qu'aux autres ; afin qu'en mettant les mêmes choſes en pluſieurs jours differens, ſi quelqu'un ne les comprend pas d'abord par la premiere lecture, il puiſſe trouver dans les autres endroits qui en parlent, de quoy luy développer ce qui luy aura échappé la premiere fois.

Au reſte j'ay rejetté l'amas confus des traces des eſpeces ou portraits, & des plis du cerveau, comme autant de choſes qui me paroiſſent inutiles, incomprehenſibles & contraires à la nature des organes & à la maniere dont les impreſſions des objets ſont reçuës dans le cerveau.

Je laiſſe le cerveau dans ſa ſituation naturelle ; je ne garnis pas davantage celuy du plus ſçavant homme du monde, que celuy du plus ſtupide ; comme la main d'un excellent joueur de viole n'a point d'autres reſſorts que ceux qui ſe trouvent dans les mains de tous les hommes : je conſidere tous les nerfs des organes comme autant de cordes d'inſtrumens, qui demeurent

meurent en repos, & ne rendent aucun ſon quand on ne les touche point, & ſur leſquelles on joüe toutes ſortes d'airs à meſure qu'on les touche differemment. Je dis de même que ſi les nerfs des organes étoient un temps ſans être agitez par aucune impreſſion, ils ne produiroient aucune penſée dans l'eſprit ; mais qu'ils y font naître toutes ſortes de ſenſations à meſure qu'ils ſont agitez differemment par les objets. La corde d'un inſtrument eſt toute pleine du ſon qu'elle rend ; les nerfs de chaque organe ſont auſſi tous pleins de l'impreſſion qui ſe fait ſur eux, au moment qu'elle ſe fait, ſans rien garder des precedentes, & ſans rien retenir de celle-cy, quand une autre l'a éteinte. J'ay expliqué par quelle Mécanique chaque objet diſpoſe les organes à recevoir ſes impreſſions ; la liaiſon qu'il y a entre celles qui ſe ſuivent, la combinaiſon de celles qui ſe font en differens organes à même temps. Enfin j'ay expliqué le domaine de l'eſprit ſur cette Mécanique, & j'en ay fait voir les effets. C'en eſt aſſez pour me ſatisfaire ſur un ſujet que j'ay toûjours regardé comme le plus difficile à traiter de toute la Philoſophie.

J'ajoûteray ſeulement icy qu'on ne doit pas être ſurpris, que pour expliquer la Memoire je me ſois ſi fort étendu ſur les Songes; car ce qui fait les Songes la nuit en dormant, fait ce que nous appellons Memoire le jour pendant que nous veillons. Il eſt vray que dans les Songes l'impreſſion eſt ſi vive qu'elle nous rend les choſes preſentes, ce qui ne ſe fait pas dans ce que nous attribuons à la Memoire; mais cette difference ne vient que de ce que pendant la veille les objets agiſſent continuellement ſur nos organes, & arrêtent auſſi-tôt tout ce que les cauſes interieures y commencent de vibrations, ce qui n'arrive pas la nuit, où elles agiſſent ſeules, & je ſuis ſur que lors même que l'on eſt éveillé, ſi l'on pouvoit arrêter tout-à-fait l'action des objets ſur les organes; ce ne ſeroit point les objets qu'on auroit devant les yeux que l'on verroit; mais ceux que la Memoire preſenteroit à l'eſprit par les mouvemens que les cauſes interieures exciteroient dans les nerfs des mêmes organes.

FIN.

Fautes à corriger.

P*Age* 12. *ligne* 7. faſſe, *liſez* faſſent.
Page 47. *l.* 19. ce qui, *liſez* ce qu'il.
Page 49. *ligne derniere*, d'un, *liſez* d'une.
Page 56. *ligne* 6. qui ſont, *liſez* qui font.
Page 60. *ligne* 12. de, *liſez* des.

Privilege du Roy.

LOUIS par la grace de Dieu Roy de France & de Navarre, à nos amez & feaux Conseillers les Gens tenans nos Cours de Parlement, Maistres des Requêtes ordinaires de nôtre Hôtel, Grand Conseil, Prevost de Paris, Baillifs, Senechaux, leurs Lieutenans Civils, & autres nos Justiciers qu'il appartiendra, Salut. La Veuve de Jean Boudot, Imprimeur du Roi & pour l'Academie des Sciences, Nous ayant fait exposer qu'elle desireroit donner au Public l'Impression d'un Livre intitulé *Nouveau Traité de la Memoire, où l'on explique d'une maniere nette & mécanique ses effets les plus surprenans*, s'il Nous plaisoit luy vouloir accorder nos Lettres de Privileges sur ce necessaires. A ces causes, Nous avons permis & permettons par ces Presentes à ladite Veuve Boudot d'imprimer ledit Livre en telle forme, marge, caractere & autant de fois que bon luy semblera, & de le vendre ou faire vendre par tout nôtre Roïaume pendant le temps de cinq années consecutives, à compter du jour de la datte des Presentes ; à la charge que ces Presentes seront enregistrées ès Registres de la Communauté des Imprimeurs-Libraires de Paris ; que l'impression dudit Livre sera faite dans nôtre Royaume & non ailleurs, & ce en bon papier & beaux caracteres, conformement aux Reglemens de la Librairie ; & qu'avant de l'exposer en vente, il en sera mis deux Exemplaires en nôtre Bibliotheque, un dans celle de nôtre Château du Louvre, & un dans celle de nôtre trés-cher & féal Chevalier Chancelier de France le sieur Phelypeaux Comte de Pontchartrain, Commandeur de nos Ordres, à peine de nullité des Presentes. Du contenu desquelles vous mandons & enjoignons de faire joüir l'Exposante ou ceux qui auront droit d'elle pleinement & paisiblement sans souffrir qu'il leur soit fait aucun trouble ou empêchement. Voulons qu'à la Copie des Presentes qui sera imprimée au commencement ou à la fin dudit Livre, foi soit ajoûtée comme à l'Original. Commandons au premier nôtre Huissier ou Sergent de faire pour l'execution des Presentes tous Actes requis & necessaires, sans demander autre permission, nonobstant Clameur de Haro, Chartre Normande, & Lettres à ce contraires. Car tel est nôtre plaisir. Donné à Versailles le seiziéme jour de Juin l'an de grace mil sept cens huit, & de nôtre Regne le soixante six.

Par le Roy en son Conseil, BELLAVOINE.

Registré sur le Registre N. 2. de la Communauté des Libraires & Imprimeurs de Paris, pag 348. N. 654. conformément aux Reglemens, & notamment à l'Arrest du Conseil du 13. Aoust 1703. A Paris ce 22. Juin 1708.

www.ingramcontent.com/pod-product-compliance
Ingram Content Group UK Ltd.
Pitfield, Milton Keynes, MK11 3LW, UK
UKHW020559180726
13838UKWH00001B/343

9 782329 337814